事例でまなぶ病院経営

事務管理職のすゝめ

共著 加藤　隆之
　　 池田　幸一
　　 杉山　勝志

医療職に刺さる！！
病院事務のリアルがここに

日本医学出版

はじめに

　「事例でまなぶ病院経営　中小病院事務長塾」を 2021 年 5 月に発刊し、その後の反響がとても大きく驚くばかりでした。

　「事例でまなぶ病院経営　中小病院事務長塾」は、病院事務長が求められることについて、机上でまなぶことではなく、事務長としての考え方や心構えを提示しました。そして日々降り注ぐ様々な課題に対してどのように対処していくのか？そのトレーニングに使っていただければと事例をあげながら解説したものです。

　本書は、その続編として執筆したもので、病院事務管理職を取り上げています。病院事務の各部署における問題点や部署間の関係性によるトラブルなど、部署ごとに今回もわかりやすいようにと事例をあげて解説いたしました。（一部 Web メディア「病院経営事例集」への寄稿を改変の上掲載）

　また、著者らは病院事務管理職の「事例によるディスカッションを行う場」として 2020 年 6 月から Facebook で「オンライン病院事務長塾（巻末に詳細を掲載しています）」を運営しており、本書を執筆するにあたって、「オンライン病院事務長塾」のもう一人の発起人である杉山も参加し、晴れて発起人 3 名での著書を発刊させていただくことになりました。「オンライン病院事務長塾」は毎月、さまざまな事例を取り上げてディスカッションの場として開催しております。

　本書で記載した事例に対する我々の考察は、あくまで執筆者達の考え方によるものです。意見は多くあってよいものだと思いますので、もし、そういったディスカッションを希望される方はぜひ「オンライン病院事務長塾」にご参加いただければと思います。

　病院事務職は、近年その重要性の意味が見直されてきているとは言え、まだまだその存在は業界内で軽視されています。2022年に新設された「看護職員処遇改善評価料」については、病院職員の大半がその対象となる中、病院事務職については患者へ直接サービスを提供している職種ではないといった理由から対象から除外されてしまいました。医経分離がとりざたされている中で、今後それらの最も中心的な役割を担っていく病院事務職に対し、その流れとは逆行するような行政の考え方に深い憤りを感じてしまいました。

　海外では、病院経営を担う病院事務職員は花形職業であることも多く、病院法人内では最も力を持っている職種であったりするようです。日本国内においても「病院事務職員が法人内で花形の職業となっていくこと」に、「子供たちが将来なりたい職業に病院職員をあげるようなそんな世の中になっていくこと」を願っており、著者らの希望であり夢でもあります。本書の執筆もそういった事を願った取組の一環であり、本書が病院事務職の教育のため、病院経営のために役立てられることを深く願っています。最後に、事例でまなぶ病院経営シリーズを上梓する機会を下さった、日本医学出版の渡部新太郎氏に深く感謝いたします。

2022年11月

加藤　隆之

池田　幸一

杉山　勝志

目　　　次

1章
病院事務管理職について

1-1　病院事務管理職とは？

　病院という組織の中で、本当の意味で経営的視点を持って動いている、働いているのは誰でしょうか？

　病院経営を考えるときに最も重要な視点は、経営の質と医療の質のバランスです。しかし、病院の特徴として、どうしても医療の質に偏って物事を考えすぎてしまい、経営の質を軽んじてしまうことが多くなってしまいます。病院法人内では、医療専門職が大半であり、医療専門職の病院幹部はどうしても医療の質に偏ってものごとを判断してしまいがちです。そうすると、院内で生きていくためには、経営の質によせた発言は煙たがられ、発言することを躊躇してしまいます。結果的に経営の質について発言をするのは少数になってしまいます。何も医療の質を大切にしないということではありません。本当にそこまで高機能な CT、エコーが必要なのか？月に数件しか実施しない・あるいは診療報酬のついていない検査機器の購入を本当にすべきなのか？そこまでの人員配置が本当に適正なのか？そういったことを考える視点が大切だということです。しかしそういった発言は、病院内では勇気をもった発言にならざるをえないのです。

　特に小規模な民間医療法人では、経営について発言をするのは理事長と

事務長に限定されることもあり、ともすると院長ですら経営的視点はあまりもたず自身の臨床に終始されているようなこともあるのではないかと思われます。そういった中で、病院の事務管理職というのは今後、法人の経営の質を考えていく幹部候補生の一人であるということになってきます。法人内には、医療の質について言及して話をする職員は多いので、病院事務はあくまで経営の質を考えるスタンスを第一に持っておくべきだと思います。もちろんそれは、医療の質というものを医療専門職の人たちがどのように捉えているかというのを理解した上での話です。そういった意味で、病院事務管理職は、理事長や事務長からは事務管理職という所属の管理責任のみならず今後の法人の経営を担っていく人材であるか、法人全体の経営の質をみることができているかどうかという目線で見られています。

病院事務管理職とは何か？

　病院事務管理職とは狭義では医療・介護の資格を持たない事務職の管理職ですが、広義では経営に関する知識を有するマネジメント職ということです。そもそもマネジメントは管理ということですが、病院における「管理者」は他ならぬ院長です。また一般企業で「事務管理」という仕事は存在しません。では、なぜ病院には「事務管理」という仕事があるのか？という点を少し確認していきましょう。

　前提として医療法という病院運営の基礎となる法律では、管理者としての医師が必須となります。また医療法では「院長は理事でなければならない」とされており、そこに大きな権限と責任を持っています。そして、そのような大きな権限と責任をもっている医師である院長に何を管理することが法的に期待されているのでしょうか。

　それは、医療法には「医療を受ける者の利益の保護及び良質かつ適切な医療を効率的に提供する体制の確保」と明記されています。これを高度な

倫理観を持ち医師の資格を持つ全人的な管理者が、医療サービス（行為）の正当性を確保し「科学的でかつ適正な診療を受けることができる」ような「管理」を求められているということなのでしょう。つまり医師であり院長である管理者は「科学的でかつ適正な診療を受けることができる」「医療（診療）行為の管理者」でなければならないということです。

傍証として実際の出来事から考えてみましょう。ある医療機関で麻薬及び向精神薬取締法違反に問われた事件がありました。内容は保健所が麻薬及び向精神薬取締法に基づき実施した立入検査の際に、麻薬事故の経緯に関する事実を隠ぺいし、虚偽の報告を行った事件です。この時に書類送検されたのは、院長（麻薬施用者）と薬剤科長（麻薬管理者）と元事務長でした。理事長は医師であったにも関わらず書類送検されていません。では、理事長に責任はなかったのでしょうか？

　もう一例は、すでに亡くなっている患者の家族から診断書を求められた場合、病院では当時の主治医が診断書を書くことになりますが、この主治医も退職している場合、同科の上級医や後任医師が診断書を代わりに書くことになります。しかし、それも難しい場合は院長が代表して診断書を作成することは日常的によくあります。上記の2つの事例は、改めて院長の役割は「診療（医療）の最終的な責任を取る立場＝医療のマネジメント」を期待されていることを如実に語っています。

　次に経営という側面から院長の役割を考えてみましょう。そもそも病院における最大の生産性を持つのは紛れもなく医師であり、医師が働かないと病院は経営が成り立ちません。看護師やコメディカルが100人いても病院は機能しませんし、生産性はありません。そもそも医師は非常に自律性が高く、自己判断と自己責任のもと医療行為を行うため、ほとんど個人事業主といっても過言ではありません。そのことから医師に「売り上げを上げてください、患者をもっとたくさん持ってください」とお願いをしても

・自分は十分にやっている。これ以上何を要求するのだ
・患者が来ないのは症例が少ないからだ
・患者のことは自分が一番わかっている
・よい医療をすることで患者は自然と集まる
　と返されるのがオチです。

　こういう自律性の高い医師をリードし、少しでも積極的に働いてもらうためには、医師である院長が自分の背中で見せなければなりません。事実、多くの病院の院長は医師の中で一番患者をたくさん持ち、収入面でもトップを走っている場合が少なくないものです。院長自身が診療の手綱を緩めれば、あっという間に病院は転落していくことになります。そういう点で院長はやはり診療に集中しなければなりません。
　また院長は何よりも診療のリーダーとして職員に信頼されなければなりません。遅刻や早退、肝心な時に連絡が取れない、どこで何をやっているかわからない、こういう院長では職員は誰もついていきません。院長が内視鏡の名手であったり、診療がとても丁寧で患者さんから人気が高いなど職員から医師として一目置かれることも重要な要因になります。しかし、そのような高い要求水準をクリアしながら経営にも眼を光らせるのは限界があります。そのため医療に関わらない病院の運営管理として病院事務職の登場となったと考えられます。医師免許を持たない管理者だから「事務」というネーミングになったことも頷けます。

　「病院事務」が診療以外のすべてのマネジメントを行うことで院長がより診療に集中し、他の医師の動きも活発になり経営が好転する。これが「病院事務」の基本的な使命といえます。そして、病院事務長はその責任者であり、病院事務管理職はその事務長の補助をし、いずれは、その事務

長の後任として病院の経営を担う責任者となっていくわけですから大きな
使命があります。

1-2　病院事務管理職に求められること

　病院事務管理職に求められることは、経営の質を高めることを第一に考
え、その責任者である事務長と同じような目線でどれだけ考えることがで
きるのか？という点だと思います。自部署のことだけを考えてしまう事務
管理職にはそれ以上の役職を期待することは難しいからです。

　それでは、そのためにはどのようなことができるのでしょうか？まず
は、基本的な仕事へのスタンスから考えていきたいと思います。管理業務
を考えるときによく使われるプラットフォームにPDCAサイクルがあり
ます。PDCAサイクルとは、Plan（計画を立てる）→ Do（計画を実行する）
→ Check（行動を評価する）→ Action（改善を行い次に繋ぐ）を行い、
そのうえで再度Plan（計画を立てる）を行い、業務の改善を継続的に行っ
ていくというものです。もちろん病院の事務管理職はこの考え方で常に業
務を回して改善していければよいのですが、現場ではこのこと以前に、場

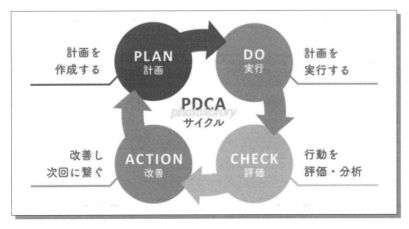

当たり的な行動や、口だけで行動に移せない職員が目立っているように思います。病院では、課題は山のように降ってきますから、その一つ一つの最善の結果を丁寧に出していくことが大切です。

そのためには、きちんと作戦と準備を立て、確実で適時な行動をとり、最善の結果を常に意識して行動することです。当たり前のようなことですが、これができていない病院事務職員が本当に多いように思います。

・作戦と準備

　まずは、課題があった時その課題解決のために、どのように作戦と準備を行うかにあります。特に病院は医療行政が狙っている方向に進むことが最善ですが、目先の診療報酬に釣られてしまうのではなく、本質的に何が求められているかを見極めなければなりません。つまり病院の患者のニーズも大事ですが、国・行政のニーズを的確に把握する情報収集力、情報分析力が必要です。準備が完璧であればそのあとは、見ておくだけで大丈夫といったこともよくある話です。そのわかりやすい例が、適時調査への対応といったところにも現れてきます。適時調査への対応は一日にしてならずです。しっかりと日々の対応を行ったうえで、適時調査の直前は、資料の整理や職員への対応の仕方を確認することだけで済みます。そして、当日はただ調査員を受け入れるだけにすぎませんし、聞かれたことに淡々と答えていくだけでそれ以上でもそれ以下でもありません。準備がすべてになってきます。突発的な課題が降ってきたときも、場当たり的に対応するのではなく、その課題の解決にはどのような選択肢があり、その選択肢の中で何を選ぶと最善であるかを検討し、そのための準備を怠らないということです。また準備には具体的な工程表を提供できる構成力も必要です。準備の段階で、ありとあらゆる想定を行い、どんな場合にも対応できる工程表を作り上げる必要があります。いわば設計図です。設計図がないと家

が建たないのと同じで「いつまでに」「誰が」「何を」「どうやって」「どんな状態にするのか」が明確でなければ最高の結果を導き出せません。この工程表が明確になっていることで、スタッフは安心して自分の役割に取り組むことができます。病院事務管理者の役割の一つは「職員を安心させること」でもあるからです。

・確実で適時な行動

　そして、どれほど素晴らしい作戦も「人間」が実行しなければ絵に描いた餅になります。納得理解した上での実践と、嫌々だったり理解されていない状態で実践されても、結果は雲泥の差になり、長続きせず、ズレた状態になります。ズレは時間が経てば経つほど取り返しのつかない溝になります。例えば地球で星を観測した時、1ミリずれても遙か何億光年の先では銀河をいくつか過ぎるほど大きなズレになるのと同じことです。したがって実行するスタッフには、きちんと意義や目的や狙い、「誰がその恩恵を受けるのか？」を明確にして理解していただかなければなりません。「行動」のとり方として、院内に対してどれだけ配慮して動けるかというのもまた行動の一部なのだと思います。スタッフの「行動」を導き出すためには、コミュニケーション、プレゼンテーション、ファシリテーションがセットになってきます。特にコミュニケーションにおいては、シンプルに伝えることが大事です。言いたいことをすべて説明しても相手にはわかりません。「経営」とは「言葉」です。これからの病院事務管理職は事務の基本である「読み書きソロバン（今はパソコン）」だけではなく「相手に伝える力」が重要なのです。またその時に重要なのは、私たちは「医療人」だということを意識することです。「医療人」の価値判断、行動規範は「患者さん」です。患者さんが喜ぶこと、安心すること、ハッピーになることが医療人のモチベーションの重要なファクターなのです。

1-3　病院事務管理職の今後の働き方

　これまで病院事務管理職はそれぞれの病院に従属し、その枠の中で経営改善に取り組んできました。しかしながら病院事務職は、一般的には病院の医師のようにアルバイト勤務が認められておらず、一つの病院にしか関わることができません。多くの病院が優秀な事務職を求めていますが、その育成や体制を構築できている病院はごくわずかです。これまでに数多くの病院事務職員を目にしてきましたが、その中で病院事務職として活躍している人材の多くは、偶然適性のある人材が事務職に採用され、その後の個人の努力によって自らを育成し、高めることで自然発生的に人材が産まれているといってよい状態です。それでは、依然として育成する環境は十分とはいえない現状です。たしかに全日本病院協会の病院経営士、日本医療経営実践協会の医療経営士など先行した取り組みもありますが、全国の医療機関をカバーできているかというと必ずしもそうではありません。つまり今後も陸続と優秀な病院事務管理職が出てくるとは現時点では不透明です。そう考えた場合、その貴重な病院事務管理職を有効に活用するためにはスキルパスとして一つの病院で終わりなのではなく、コンサルタントへの転身や独立開業まで含め、複数の医療機関をマネジメントすることを容認する風土の醸成が医療界には必要かもしれません。これは今後の病院事務管理職にとっても大きな課題となるでしょう。医療業界の全体益という視点からも病院事務管理職のキャリアパスを見直す必要があるのかもしれません。

　病院経営者の中には、病院事務の存在はコストであり、いかに少ないコストで病院事務を回していくか？と考える経営者もいます。ですがそれは

間違っています。医師をはじめとした医療職は収入（売り上げ）を作り出せますが、利益を生み出すことはできません。経営は利益を出さなければ成り立ちませんから、経営を成立させる病院事務管理者の使命は大変に重いものになります。医療職が生み出してくれた収入を分配し、次の売上につなげつつ、コストをコントロールするのは事務の活躍の場だからです。その結果が法人の利益となってくるのです。利益を生み出せる能力・技術のある病院事務管理者が必要ですし、育成していかなければなりません。

　この数年のコロナ禍においてマスクやアルコール類などの防護具の調達で大活躍をしたのは病院事務管理部門です。普段のネットワークを縦横に活用しスタッフに供給し続けたのは大きな話題でした。院外の情報をいかにキャッチアップし院内の問題ごとの解決につなげられるのかについても病院事務の大きな役割であることは言うまでもありません。そういう地道な役割が病院事務管理者の重要なポイントになってきます。

　また、病院事務管理者は客観的でなければなりません。ともすると目前の患者、家族等の言動に振り回されるスタッフを冷静に分析し、的確な対応策を具申、実践できることが強みです。医療過誤やクレーム等に当事者ではない分、冷静に判断して対応しなければなりません。その客観的な判断の根本は法律になります。医療法にはじまる医療関連の法律をある程度熟知しておく必要があります。重要なことは「法の目的」を理解することです。法律は何らかの意図を持って作られています。人と人との約束事を明確にしたり、何らかの目的があって法律が制定されているので、その意図を理解しておくことです。その中でも労働基本法は病院の組織運営において重要な役割を果たします。特に日本の労働法は労働者に優位になるよう考えられて成立しています。諸外国のように労働者が権利を主張するためにストライキをはじめさまざまな労働運動を展開しなくても、日本では

一定の労働者の権利を保護することに主眼が置かれており、法律を理解して立ち回れば大きな問題にならないようにも考えられています。

　新たに脚光を浴びることになった「病院事務管理職」。これは昨今の「医経分離」という概念の出現と切り離しては考えられません。それは複雑化し続ける医療経営環境に対応するために院長は診療・医療に集中し、病院事務管理職が経営に集中し役割を分離し、効率性を高めて経営を安定化させることを指します。したがって大規模病院のようにマンパワーが充実していれば、業務を細分化し運営することになりますが、中小規模病院はマンパワーは少なく業務を細分化されない分、全体を包括的に捉えることができるという長所として捉えることができます。また大規模病院のように日々膨大な業務が多くの職員が関わって輻輳しながら推進される組織と違い、一つひとつを丁寧に取り組むことができるという点も強みになります。以上の観点からも中小規模病院にとって「医経分離」は最適解の一つだといえるでしょう。

　改めて俯瞰すると病院事務管理職に求められることは広範であり、例を挙げていくときりがなく、一つ一つに精緻なスキルが要求されます。と同時にますます重要な位置を占めるようになることは間違いありません。

　病院事務管理職は、業界全体を見渡しても、今後の活躍が大きく期待される職種であるといえます。

2章

病院事務管理職のすゝめ

　「事例でまなぶ病院経営」シリーズでは、病院事務に必要なことで、セミナーや座学でまなべないことについて、事例をあげて解説していきます。本章では、病院事務管理職に必要なことを医事課、総務課といったそれぞれの課の特徴を踏まえて見ていきたいと思います。

2-1　医事課編　医事課とは？

　医事課の業務の大きな特徴として、
・すべての患者・ほとんどの部署との接点がある
・収入に関する算定と請求を行う
・診療報酬に関係する業務をメインとして行う
などが挙げられます。病院の基幹となる部署であることはいうまでもないでしょう。

　病院にとって、医事課が活発なことは極めて重要です。医事課が元気であれば、受付での患者対応や院内職員の風通しがよくなり、算定もきちんと行われるため適正な収入を得ることができます。しかしながら、「医事課職員がオドオドして縮こまっている」という病院は少なくありません。

たとえば、診療報酬が算定できていなかったとき、各部署がすべて医事課の責任にしてしまうというケースはよく耳にします。もちろん医事課の立場からすると、記録がないものは請求できません。しかし、各部署からたびたび高圧的な言い方で責められると、オドオドした医事課職員が多くなってしまいます。つまり、院内で敵視され続けると、医事課はどんどん委縮していくのです。

　そうなると、患者に対して作業のように最低限しか対応しなくなり、請求についても積極的な算定を控えるようになっていきます。病院にとっていいことはありません。トップや他部署が、こうした医事課の生態を理解できていないと、病院全体の雰囲気は悪くなっていく一方です。

1　医事課編　医事課と経理課の対立

　医事課の最初の事例として、医事課と経理課の関係性を取り上げたいと思います。どの病院でも、医事課と経理課の関係は課題となりがちですが、その根本にあるのは、両者が日々の業務で重視するものの違いです。ではさっそく事例を見ていきましょう。

【事例紹介】A病院：ケアミックス199床、A医事課長54歳男性、医事課職員数14名

　経理課長から、今月も電話がきた。「支払基金からの入金と、医事課から事前に報告を受けていた金額との乖離があまりに大きい」という内容だ。詳細確認のためと言いながら、「これほど違うと理事長に説明しきれない」と嫌味がだらだら続く。先々月も同様の電話を受けた。いや、年中幾度となく、同じことを言われているように感じる。

　経理課には毎月、レセプト請求をした金額を報告しているが、実際の支払基金からの入金は同額にならない。請求金額は査定されるものだし、返戻されることもある。当然、再請求して承認された分の入金もある。

　経理課長には再三説明した上で「レセプト請求金額と入金額は異なる」と伝えており、本人も理解しているはずなのにこうして電話してくるのだ。単純に医事課が気に食わなくて、いわれなく批判しているのではないか？とさえ感じてしまう。

　経理課とは、未収金についてもひと悶着あった。以前、経理課長に「回収のためにどんな工夫をしているのか」と尋ねられたため、当院のルールを説明したら、事務長から医事課に「ルールの見直しを検討できないか」と連絡がきた。どうやら、経理課長が事務長に「この運用方法でよいのか」と投げかけたらしい。

　医事課のやり方が気にいらないのであれば、未収金回収はむしろ経理でやってもらいたい。未収金が発生するような患者から現金を回収するのがどれだけ難しいか、経験すればわかるはずだ。経理課はいつも全く動こうとしない。その癖、口だけは出してきて「管理体制がなっていない」「ルールを見直せ」と言ってくる。

　課長同士の不和にとどまらず、医事課職員たちも経理課職員に対して不満が募っているようだ。経理課の電話には、医事課同様に代表電話のコールがなるが、職員は手が空いていたとしても出る気配がない。代表電話の対応は基本的に医事課の業務とはいえ、もう少し協力してくれてもいいのではないか。病院で働いているにも関わらず、「患者対応は我々の仕事ではない」と関わろうとしない。そんな経理課の姿勢を医事課側は理解できず、不満が増す一方だ。

　そうこうしているうちにまた経理課長からの電話が鳴り、うんざり

する。

【解説】

　今回の事例はやや極端ですが、医事課長に経理課が「動かないのに口だけは出す」「患者と接点のある業務はしない」部署と映ってしまうことは現実にもあるでしょう。

　そもそもお金に対して、両者には以下の違いがあります。

　医事課：請求主義 ※1

　経理課：発生主義（医業収益については現金主義とも言える）※2

　※1「請求主義」という言葉は一般的ではないが、医事課はレセプト請求した金額を院内に報告するため、このように記載。

　※2「発生主義」とは金銭のやり取りに関係なく、取引が発生した事実に基づいて費用と収益を認識する考え方。「現金主義」は、会計において現金の支出と収入があった時点で金額を計上する考え方。

　このため、感覚が異なるのはある程度仕方ありません。しかし、お互いが相手の立場に立ち、相手が業務上最重視しているものが理解できれば、これほど不満が募ることはないでしょう（図1）。

　さて、経理課の立場になって考えてみます。経理課が一番大切にしているのは"お金の出入りの管理"です。また、他部署からすると、医事課の業務はレセプト請求のみと思われがちです。経理課にとって、医事課は「現金の回収に対しては、私たちは知りません」という姿勢で、未収金もほったらかしにしているように映っているのかもしれません。「医事課はお金の管理意識が低い」と見えている可能性があります。

　両者は、業務をする上での目線が大きく異なります。医事課は日々患者と接しているため患者視点が強いですが、経理課の主な業務は経営陣へのお金の管理報告ですから、どうしても経営視点になります。

　医事課は構造的に残業が多く、レセプト提出のため月初には集中的に残業時間が増えてしまいます。医事課職員たちには「自分たちは忙しい業務を担っている」という意識があるのです。一方、経理課では、請求書の締め切りを前倒しにするなどの調整により、比較的期日に余裕を持った対応が可能です。職員の給与計算を経理課でしている病院は、給与計算のタイミングで残業が増えてしまうかもしれませんが、一般的には残業が多いのは医事課であることが多いでしょう。

　医事課が経理課に「電話くらいとって欲しい」と思う裏には、「自分たちよりも余裕があるんだから」という気持ちが見え隠れします。しかし、経理課にとっては、「そもそも患者対応は私たちの仕事ではない」「それぞれの担当業務を全うすべき」という認識なので、すれ違ってしまうのは当然なのかもしれません。

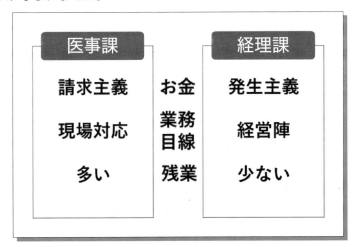

図1　医事課と経理課視点の違い

　医事課には嫌味な態度として映っていた経理課の行動も、視点を変えれば、当然の指摘をしているだけと思えてきたのではないでしょうか。自分の立場だけで物事を見ると、相手への不満ばかりが募り、思考がストップしてしまいますし、業務も円滑に進みません。業務を行う際や、他者への不満を抱いた際は、"視点を移す"ということを意識してみましょう。

　また、この事例を読んでいただいている事務長や経営陣にもお伝えしたいことがあります。事務職の管理職や職員に業務についての相談、指摘をする際は、ぜひ、各部署の立場をふまえて、それぞれの言い分を聞くことを意識してください。その上で、部署間・職種間の溝を埋めていくような発信をしていただきたいです。現場レベルから、病院の運営方針に関する本質的なものまで、さまざまな課題・改善のヒントが見えてくるかもしれません。

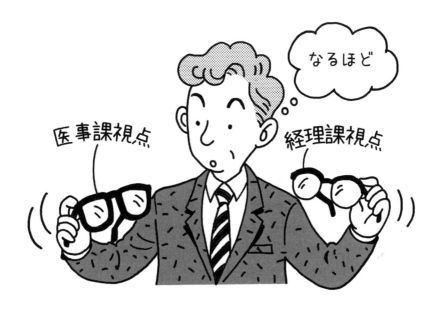

2　医事課編　医師の患者対応に対するトラブル

　医事課は患者の窓口でもある部署です。トラブルが大きくなると事務長が対応することも多いと思いますが、医事課長で対応される病院も多いと思います。今回のような事例では皆様はどのように対応されますか？

【事例紹介】B 病院：急性期病院 180 床、医事課長 48 歳男性、医事課職員数 15 名

　患者相談窓口の責任者から医事課長に A 医師について相談したいと連絡があった。A 医師について長文のクレームのメールがまた届いているとのことらしい。A 医師は X 大学より 2 年ごとに派遣されてくる眼科医で医師となって 9 年目となる。当院には昨年 4 月より勤務している。

　勤務当初から、患者から「態度が悪い」「あの医者はなんだ」とクレームがあることは報告を受けていた。その都度、内容を確認し上長である副院長より指導をしてもらってきた。また、手術説明についてもトラブルもあり、病院長からも派遣元の教授に報告はするものの、教授からは「一人前の医師を派遣している。そういった指導は現場責任者の病院長からしていただきたい」とのことである。今回、立て続けに医師の対応に対する 3 件のクレーム投書が寄せられた。「支払いをしない」という内容もあり医事課長が事情聴取、対応をすることとなった。

　医事課長は丁寧に説明をし、病院の理念から会話のレクチャーまで行い、A 医師も一定の理解をした。ただし 1 点だけどうしても譲れないことがあるとのことあった。そもそも患者からのクレームの原因

となっているのは、単純に涙液が減っているドライアイの患者の処方はせず、市販薬で対応するように促すということにある。A医師の話によると、「1日の予約数は決まっている、ドライアイのみの患者が増えると優先度が高い緑内障や糖尿病などの患者の予約が取れなくなる。スマホやPCが普及した現代では程度の差はあれ国民の8割がドライアイといわれている。このような患者が多く来れば受診はパンクしてしまう。ただし、車椅子の患者や、家族の付添がないと受診できないような患者には処方はする」眼科にはA医師の他、数名の非常勤医師が日替わりで診察しているが、この医師たちはドライアイについても処方をしている。

　医事課長はA医師の医師としての権限は尊重しつつも、同じ科で処方する医師と処方しない医師がいることは問題であり、対策が必要と考えている。また、A医師に辞めてもらうことも選択肢ではあるが、そうなると今後大学からの派遣は望めず、常勤医がいなくなれば今いる非常勤医師も退職することが予想される。新任の常勤医師が決まるまでは眼科は閉鎖せざるを得ない状況になってしまう。事務長からもそのような状況は避けるように対応を進めてほしいといわれており、医事課長はどのように対応をしようか途方にくれるのであった。

【解説】

　患者から「医師の態度が悪い」「言葉遣いがなっていない」といったようなクレームはどの医療機関でも起こっています。本事例では、医師に対して、患者対応と診療の考え方の2つがあり、さらに病院としては医師採用（大学派遣に頼っている）の問題もあり、複雑な課題となってしまっています。このような課題は一つ一つを整理しながらその優先順位を鑑み解

決の糸口を探っていく必要があります。

　まず、医師の患者対応について考えてみましょう。「医師の態度が悪い」といったクレームの多くは、「話しを聞いてくれない」「電子カルテばかり見ていて顔をみてくれない」「タメ口だった」「頼んだ薬を出してもらえなかった」など自分の思い通りにならないケースが多いものです。医師は、限られた時間で多くの患者を診察しなければならないわけですが、このようなクレームを減らすには、やはり基本的ですが、患者に丁寧に説明し理解していただくしかないのだと思います。しかしながら、そういったことを普段コミュニケーションがとれていない医師に正論をぶつけても「やっているよ」といわれてしまうだけで終わってしまいます。医事課長として、日常的に医師とどのようなコミュニケーションが図れているかということが問われてきます。

　さらに、医事課としてできる工夫としては、問診票等の改善もあるかもしれません。診察に有効な問診票でなければ意味がありませんし、医師が見ないような内容であれば再考が必要になります。診療科ごとに医師と相談しながら問診表を作ってみる過程で、医師とのコミュニケーションが図れますし、これまで患者対応の仕方を伝えにくかったような医師に対してもその過程でアドバイスしてあげられるかもしれません。医師は嫌がるかもしれませんが、定期的な接遇講習も検討ができますが、医師は接遇というと参加しない場合もありますので、「患者トラブル回避講習」などと名前を考えてみるのもよいかもしれません。

　2つ目のポイントとなる診療の考え方ですが、この事例での医師の言い分がまったく間違っているとは思いません。現在の医療政策からすれば逆に正しいともいえます。しかしながら、医師によって異なるというのは良くありません。まずは診療科としてどのようなスタンスであるのかを明確

にし、病院としての方向を打ち出すことが必要ではないでしょうか。また、初診患者についていきなり診ないということは避け、次回から同じ症状であれば市販薬の使用で十分であることを理解してもらうべきと思います。いずれにしても、医療者、患者双方向の情報収集を的確に行い、対応することが必要になってきます。

　今回のような課題は医事課長の枠組みを超えているかもしれませんが、複雑な課題への解決の方法を考える過程こそに事務長になるための訓練があるのだと思います。ぜひそういった課題にぶつかったときは進んで対応をされることが病院事務管理者としての成長に繋がってくるものだと思います。

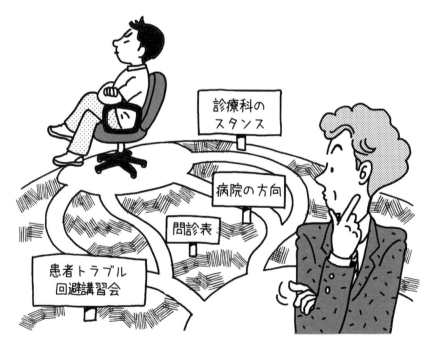

3　医事課編　医事課の言い分

　医事課で長年働いていると、何に焦点をあてるとどこの部署がどのような反応をするのか？誰がどのような反応をするのか？が手に取るようにわかってくるようになります。皆さんの病院でも、稼働率、平均在院日数、入院単価、差額ベッド代、査定率などそれぞれ今より高い水準を目指すとどのような雰囲気が各部署に生まれるのか？といったことを想像をしてみてください。

【事例紹介】C 病院：ケアミックス 199 床、医事課長 54 歳男性、医事課職員数 14 名、経営企画室長（4 年目）

　医事課長はこの若い経営企画室長が嫌いだ。彼の言うことは確かに正論だが、実際にレセプトを作成し、医師に査定の説明をして医師から嫌みをいわれ、患者からは費用が高くなったと文句をいわれるのはすべて我々で、経営層も経営企画室も全然現場がわかっていない。それに毎月の経営会議で、査定率が高くなると特に診療部長からネチネチと詰められることが多く、ほとほと気持ちが滅入ってしまう。たしかに病院のために点数を高く取りたいが、負担が大きすぎる。

　ところが今日も経営企画室長が 6 月の医業収支が単月 1200 万円ほどの赤字が発生したことから、「入院単価も下がっているし対策をしなければならない」と早速、打ち合わせを申し入れてきた。医事課長の立場でいえば、今月は高点数の手術の件数が少なく、入院も少し在院日数が伸びて単価が下がり気味だ。理由として一つには先月、「入院患者数が少ない！空床がどうして多いのだ！」と院長がハッパをかけた影響で、医師が意識して在院日数を伸ばして稼働を上げているの

だ。

　しかし稼働率を意識するあまり退院を意識的に伸ばすことで、新規入院への執着が下がっている。また稼働率を上げるために、室料差額病室を避け、利益率のいい収入源を結果として失っている現場の気配を感じ取れないのだろうか？こういう医療者の気持ちがまだ経験の浅い経営企画室長はわかっていないし、議論をしても噛み合わないのだろうからもう何も言うまいと思っている。

　今月の経営会議では早速、新たな施設基準の取得と室料差額を上乗せする施策を打ち出していた。料金が上がったことを患者とその家族への説明に苦慮する医師たちの矢面に立つのは医事課なのに、と恨めしそうに見つめるだけであった。

【解説】

　一般に査定率【査定率＝査定決定件数÷請求件数（受付件数－返戻件数）】は、病院が医療事務の委託会社との契約をしている場合は、そこに記載されている契約書によると「入院・外来ともに査定率は0.3％以下、返戻率1.0％以下を達成すること」といった文言が記載されており、医事課の評価をこういったものを基準にしている病院は少なくありません。

　ところが経営層から医事課に査定率を下げるように圧力をかけると、意欲をもった「挑戦的な請求」から査定をされないために踏み込んだ算定を避ける「萎縮請求」になる場合が出てきます。それは普段から医事課は患者・家族から文句をいわれ、医師からも嫌みをいわれ、看護師から叱られ、医事を知らない事務長からもトンチンカンな指摘を受け、経営会議では査定率で吊されています。そんな「被害者意識満載」な医事課が「査定率」という一つの基準で追い込まれれば、意欲を失い無難な請求になり、

総点数が下がっていきます。

　経営側も一昔前の往年の大阪近鉄バファローズの「いてまえ打線」のように　ガツガツいく医事課を期待するなら、査定などあまり強くはいわないことです。たしかに査定により減収となると資金繰りなどに大きく影響するので避けたいという気持ちはわかります。ですが医事課を追い詰めることで収入全体が減ればマイナスです。まだまだそういう運営をする病院は少なくありません。保険誤りやつまらないことの査定は許してはいけませんが、切り込んだからこその査定は大いに奨励すべきですし、それがわからない管理者であってはなりません。そこで医事課としては査定率という庭で戦わないで、再審査請求を積極的に行い、復活率をアピールするようにしてはどうでしょうか？まずは再審査請求による復活率30％以上を目標に最終は50％を目指していきます。特に重要なことは、査定されたレセプトをデータベース化して、最後まで徹底的に追いかけることです。ここをアナログにすると客観的な指標も出にくくなります。これによって医事課のレベルが上がりますし、いわゆるレセプト点検ソフトもカスタマイズをすればするほど精度が上がりますから、再審査請求で得た知恵をカスタマイズに活かしていきましょう。たしかにDPCの導入によりこういった土着の医事課が減ってきたように思いますが、原点は変わらずあくまで徹底的に「点数」の追及です。そのためには院長や経営層に影響力のある経営企画室長を敬遠しないで、うまく巻き込むことです。経営企画室はやはり現場から少し遠い分「新鮮な情報」を欲しがります。医事課は「新鮮な情報」とバーターに医師や経営層にもの申してもらう交渉術も一つの戦法です。また施設基準については経営企画室から知恵を借りるつもりで、そこに実際に算定する現場の知恵とナースやコメディカルとの草の根のネットワークで、想定以上の成果を出すことも可能です。実際に手を動か

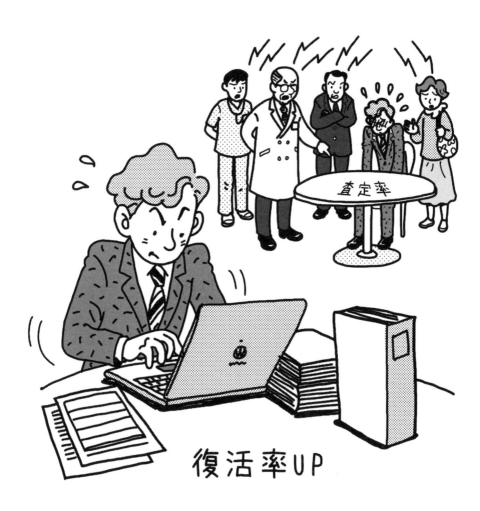

す部門の強みを活かしてはどうでしょうか？

　医事課は特に視点を変えるだけでまだまだ未開拓なことも少なくありません。積極的に経営に参画するつもりで取り組んでいきましょう。

2-2　総務課編　総務課とは？

　院内のスタッフから「何をしている部署なの？」といわれてしまうこともある、悲しい総務課……。「医事課でも経理でもない病院事務職」というポジションが、いまいちピンとこない人もいるのでしょう。しかし病院事務長と仕事をする機会が最も多い部署ですし、事務長自身も“総務課畑”出身の人が多いようです。

　総務課は、病院組織を一番俯瞰的に見られる立場であると同時に、職員の労務管理・採用活動・入退職の手続きなど、ヒトに関わる事務手続きや組織の人事にも深く関わります。それらの点が事務長の仕事と重なるかもしれません。病院事務長としての実感としても、病院全体を見つつ、労務や採用、人事など、“ヒトにまつわる業務・課題”に割く時間が多いと思います。

1　総務課編　事務長と総務課長

　総務課に関する事例として最初に事務長との関係について取り上げたいと思います。総務課と事務長は、極めて近い距離で働くからこそ、いざこざも生まれがちです。そこにはどのような心理的状況が生まれているのでしょう。

【事例紹介】D病院：A総務課長：42歳男性、部下5人

　2年前、当時の総務課長が事務長に就任するタイミングで、係長を務めていた私が総務課長になった。当初、「40歳の自分に務まるの

か」と不安で、5人の部下をどのようにマネジメントしていくべきか悩んでいたが、2年経った今も、係長をしていた時と状況は何ら変わっていない。まさに名ばかりの総務課長だ。

　課長職になったら、総務課の業務について責任を持ち、自身が判断していくものと思っていた。しかし現在、私には権限らしいものは一切与えられていない。それにもかかわらず、トラブルが起きるとA事務長に呼び出され、叱咤され、責任だけは取らされている。

　A事務長が私を通さず、総務課の職員に直接指示を出しているのも不満だ。結果として、私は部下の誰がどんな業務をしているのか、今もしっかり把握できずにいる。

　そもそも、A事務長とは考え方が違いすぎる。私は現場の仕事が好きで、係長時代から何か起きれば誰より先に現場に向かい、対応することを優先してきた。現場の職員から喜ばれることこそが、総務課のやりがいだと考えている。たとえば先日、検査科から総務課に電話があった。部下の対応に耳を傾けていると、トイレの鏡にヒビが入っているという連絡のようだ。部下は「わかりました。業者に連絡して、すぐに対応してもらうように伝えておきます」といって、電話を切ってしまった。

　私なら、とりあえず現場に顔を出してヒビの入り方を確認し、電話をくれた職員にその場で「危険性はないですか？」と尋ね、「すぐに業者に対応を依頼しますね」と伝える。そういったやりとりの積み重ねが、現場との信頼関係につながると思っているし、課長になってからは、部下にも「現場対応を最優先するように」と話してきた。しかし、みんなほとんど現場に出ていこうとしない。それはA事務長が原因だろう。

　A事務長は総務課職員に「現場対応は、事務業務とのバランスを

よく考えて」という指示を出しているようだ。だから、「現場対応優先」という私の指示は、部下たちからほとんど無視されてしまう。A事務長は私にも「課長職になった以上は現場対応ではなく、マネジメントを優先して」といってくるが、部下が現場に行かないのだから、私が行くしかない。

　A事務長の下で働き続けるのは限界だ。つい、転職サイトへの登録ボタンをクリックしてしまった。

【解説】

　かなりストレスをためている様子の総務課長ですが、どうしてこのような状況になってしまったのでしょうか？事務長が総務課長に仕事を任せないのはなぜなのかA事務長の立場になって考えてみましょう。
2年前に総務課畑から事務長になったA。おそらく「事務長の仕事とは何か」がよく見えていないまま、事務長としてのキャリアがスタートしたのでしょう。その結果として、よくわからない経営数値や医事課の業務よりも、得意分野である総務課のほうが目につき、意識が向かってしまうのはよくある話です。

　しかし、総務課長を飛び越えた総務課職員への指示出しはやってはいけなかったですね。若手の係長が後任になったのですから、多少不安や問題があったとしても、任せきる覚悟を持てなかったのはA事務長の失敗だと思います。とはいえ、A事務長の気持ちになって考えてみると、この総務課長に仕事を任せきれないのも理解できます。部下のマネジメントという総務課長としての職務よりも、現場対応に注力してしまっていますし、「すべてにおいて現場対応を優先」という指示のバランスの悪さも否めません。総務課長が現場対応をすること自体が悪いわけではありませ

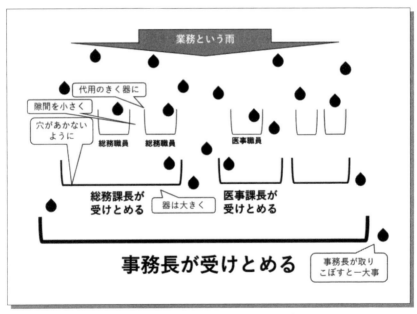

ん。総務課長として、部下に自身の背中を見せるために現場対応をするのであればいいと思います。ただ、課長が常に現場対応を優先してしまうと、総務課の舵取りが滞り、さまざまな問題が出てきます。

　総務課長が考えるべきは「事務長の負担をいかに減らせるか」。そもそも一般職員と課長職では役割が異なります。一般職員は割り振られた業務にある程度注力していてもよいですが、課長職は総務課全体を見る必要があります。そして大事なのは、「いかに事務長の負担を減らすか」を考えるのも総務課長の職務だということです。

　以下のイメージ図を見てみましょう（図2）。

図2　業務という雨の受けとめ方

　病院には日常業務はもちろんですが、突発的な患者対応や設備の故障など様々な業務という雨が常に降り続けています。さらにはコロナウイルス感染症流行による院内の対応や、行政からの適時調査といった嵐や雪になることもあります。降り続く雨をあふれさせることなく、すべて受け止めきるのが病院事務の役割です。降ってくる雨を最初に受け止めるのが職員、その下に構えるのが課長職、最後に受け止める一番大きな器は事務長です。

　事務長に振る雨があまりに多いと、事務長がいくらがんばっても、雨はあふれ出てしまう、病院として必要な業務に対応しきれないという状況が発生してしまいます。そうならないために、職員や、総務課長をはじめとした課長職が、それぞれの器でできる限り雨を受け止め、事務長に届く雨をなるべく少なくするようにしていく必要があるのです。

　さて、総務課長の立場に戻って考えてみましょう。自分の器の穴をふさぐことはもちろん、器自体をどんどん大きくしていかなければなりません。業務の抜けをできるだけ少なくするためには、他部署の器との距離を近くすることも重要でしょう。もしものときは部署間で互いにサポートできるような体制を構築したり、他部署と連携して"誰の担当でもない業務"を減らしたりしていくことが求められます。

　また、自身の器のことだけを考えていては総務課長として不十分です。まずは、部下である一般職員の器の大きさや状態を把握しないことには、自分に降ってくる雨の量も予測できません。部下の状態を把握したら、彼らの器を大きく頑丈なものにするために教育していくことも総務課長の責務です。

　繰り返しになりますが、この総務課長に欠けているのは「事務長の負担を減らすことが、自分の職務である」「事務長の負担を減らすことは、病院全体の利益につながる」という意識です。

　まとめると、今回の事例からわかる、病院事務管理職にとって大切なことは以下の2つとなります。

・組織の中での自身の立ち位置を常に考え行動する
・部下の育成に注力する
　もし、課長職の方が現在、事務長との関係に悩んでいるのなら、この2つに立ち戻って、自分が課長として何をするべきなのか考えてみることをお勧めします。

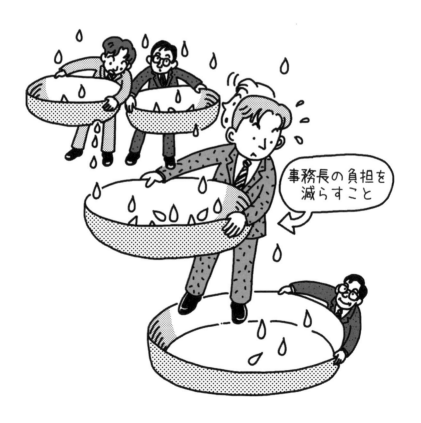

2　総務課編　メンタルヘルスへの対応

　総務課編2つ目のテーマは「メンタルヘルス」について取り上げます。事務長が主役のケースとなっていますが、「メンタルヘルス」の問題は総務課課長が主体で取り組まれる法人も多いと思います。今回のような場合、皆様ならどのように対応されますか？

【事例紹介】　E病院：150床の急性期病院、職員数200名、総務課は4名

　E病院は人事課などなく、総務課が人事、労務、給与等の業務を行っており、課長、中堅職員2名、そして最近他部署より異動となった職員1名の4名で構成されている。そのうち、中堅職員の1名が年度末で退職予定となっており、4月より新卒の職員の採用が決まっていた。そんな中、A事務長が出勤すると、B総務課長より個人的な相談をしたいと申し出があった。朝礼まで時間があったため、会議室に移動し話を聞いてみると、B総務課長は○○メンタルクリニックと書かれた封筒を取り出し、A事務長に取り出した。中には、「うつ状態のため1カ月の自宅療養を要する。」との診断書であった。B総務課長は数カ月前から体調の異変を感じていたが、誰にも相談はしていないとのことであった。B総務課長については休日出勤や深夜までの残業、また、業務を部下に任せることなく自分で多くのことを処理してしまうことが問題となっていた。事務長はかねてから本人には何度も注意喚起してきてはいたが、具体的な改善には至っていなかった。そして話の中から、B総務課長から課長職を辞する申し出を受けることになった。

　A事務長は病院長、看護部長、産業医、安全衛生管理者などと相

談し、Ｂ総務課長を翌日から休ませることにした。Ｂ総務課長にはまず休養を取らせ復帰予定がたった上で、病院への定時連絡や日々の行動記録をつけることと、メンタルクリニック診察日には状況連絡をすることを指示する予定でいた。メンタルクリニックからは、当初休養期間は１カ月間となっていたが、現段階で３カ月が経っているが一向に出勤許可が出る気配はなかった。

　Ａ事務長は、総務課の業務を回すために中堅職員の退職をなんとか３カ月伸ばしてもらっており、さらにもう少し伸ばしてもらえないか？とお願いをしていたが本人からは「これ以上は伸ばすことはできません！」と険しい顔で返答を受けていた。新卒採用は当然３カ月では独り立ちすることはできない。このままだと、次月からは数年働いている中堅職員、他部署より異動したての職員と新人の３人になってしまう。大きな危機感を感じた事務長は、病院ホームページとハローワークに求人の掲載、派遣業者に総務課経験者の要請をしたが、未だ見つかっていない。

　Ａ事務長は眉間に皺をよせ、どうしたものかと考えこんでいた。

【解説】

　本事例では、いくつかの問題があると思います。まず、総務課長の働き方、総務課の人員教育、求人、メンタルヘルスなどがあげられます。病院事務管理職の方々をみていると、新しく業務が事務長などから与えられ増えていったとしても、部下に仕事を任せられず、結果的に業務を一人で抱えてしまっている方を散見します。

　それは、部下とのコミュニケーションの問題なのか、教育の問題なのか、人に仕事をお願いできない、仕事を抱えたいといった個人の性格の問

題なのか、慣習的にそうなのか、原因は様々考えられると思います。

　おそらくこの病院では、少ないスペシャリストが多くの仕事をこなし、そのスペシャリストが次世代の教育ができていない悪循環となっているのではないかと推測できます。それらを改善するためには、総務課としての業務整理が必要であり、もちろん整理するのも時間を要しますが、整理をした結果、総務課でなくてもよい業務、または、他部署で同じようなことをしている業務などが出てくるものです。

　メンタルヘルスケアは、病院の生産性向上、リスクマネジメント、退職者・休職者を減らすなど、病院にとっても重要な問題です。深夜までの残業や休日出勤が続いていたとのことから、事務長は上長として早期の面談や体調管理が必要であったのではないでしょうか。

　今回の事例のようにスペシャリストが突然いなくなってしまうと、同等のスキルを持つ人員はおろか、経験者などを探すことは極めて困難となります。中堅職員は自身の業務に加えて大した引継ぎもないまま総務課長の業務もこなしていくことになります。疲弊してしまう中堅職員のメンタルヘルスケアもきちんと行わないと最悪の事態をもたらすかもしれません。結果的に、新人への教育も暗礁に乗り上げ、大した教育を受けないまま、現場に投入され、ミスが生じ、病院としての生産性が低下することに繋がっていきます。職員からの事務に対する信頼も薄らいでいくことでしょう。負のスパイラルとなっていくことは明らかです。

　中小病院（特に事務職員）は余剰に人員を雇うことはほぼありません。事務職員としての成長を各個人に任せている管理職も少なからずともいると思いますが、今いる職員をいかに大切に育てていくか、業務をどのように任せていくのか？そして一人一人がどのような状況になっていて、どのような気持ちで働いているか？をしっかり見ていかないと本事例のようなことは決して他人事ではないのだと思います。

3　総務課編　情報伝達の意味

　皆さんは病院での決まりごとがいつのまにかどこかで決まっていて、仲の良い職員から大切なことを耳にするといった経験はありませんか？もともと複数の専門職が集まるこの世界。多職種連携とは最近よく聞きますが、患者に直接影響しない病院の運営については興味がなく、また世間話のように物事の情報連絡がなされていることも少なくありません。

【事例紹介】Ｆ病院：130 床　地方都市の中核医療に担う急性期病院、職員数 200 名、総務課長 52 歳

　経営企画室がさまざまな施策を打ち出し、目下大きく改革しているつもりの病院。経営企画室からの発案で、電子カルテが数年前から導入され、院内のいろいろな情報は電子カルテに集約しているし、自分自身も共有フォルダを見ている。また必要なことはなるべく共有フォルダに保管して、誰でもいつでも見ることができるようになっており、特に不便は感じなかった。

　しかし、以前から総務課長は、様々な院内ルールや変更事項がなかなか職員に浸透していない、伝わっていないことを懸念していた。確かに所属長が参加する運営会議で伝達したはずのことが職員全体に伝わっていないことも多く、各所属長がきちんと部下に説明ができていないことが原因であると考え、そのことからこれまで幾度となく各所属長に部下への情報伝達の仕方についてどのようにやっているのか？とヒアリングを行った上で、さらに会議でも毎回のように注意してきた。部署内の会議についても毎週のように行われ、必要な事項が話し合われてはいるが末端の職員の理解に至るまでに時間がかかってお

り、その理解の仕方についても職員によって異なっていることも多かった。

　最近になって、職員からも「聞いていない変更事項が多い」という意見が少なからず耳に入るようになってきており、事務長からもそういった話をよく耳にするという声を聴くようになってきた。最初は経営企画室が実施した様々な改革に戸惑っているだけだと考えていたが、そういうわけでもなくなってきている。経営企画室長にも改革の進め方や変更事項の情報伝達の仕方には慎重に進めてほしいと投げかけてみたが、「きちんと情報を発信している」と強く言い張るだけで問題解決に至らない。もちろん自分の仕事にケチを付けられるのは誰でも面白くないのだろうということはわからなくはない。

　その後、コミュニケーションをよくするために事務長からは高額な「グループウェア」の購入も検討してほしいといわれたが、本当にそれで解決するのだろうか？という不安が拭い去れない。しかし、総務課長は他によい方法も思いつかないことから、業者からの説明を受ける予定を組まざるをえなくなっていた。

【解説】

　これは電子カルテを導入した医療機関でよくある問題です。一番の問題は電子カルテの台数には限りがあり、すべての職員に一人一台支給されているわけではなく、複数のスタッフが兼用で使用しています。

　たしかに電子カルテ自体は各個人にアカウントは割り振られており、掲示板などの機能もありきちんと伝わる仕組みができています。ですが、前述のパソコン台数などの物理的な制約が大きいことやF病院は電子カルテの導入を最優先にしたため、周辺への投資を絞ったことで部門システムに

シワ寄せがきており、それが「デジタルやせ我慢」となっていることに気がついていません。それどころか却って業務が複雑・冗長化し、コミュニケーションが悪くなっています。

　みなさんは「組織広報」という言葉をご存じでしょうか？あまり聞き慣れない言葉かもしれません。「広報」というと「広告・宣伝」と混同されがちですが、組織つまり病院の方針やルールの変更について明確に職員に伝えることもつまり「組織広報」でもあります。職員一人一人にどのように伝えたら正確にまた全員に情報が伝えられるのか？その仕組みを考えていくのもまた総務課の大切な仕事でもあります。電子カルテの導入のように院内の大きな改革があるときは、その視点を忘れないで「組織広報」の仕方を徹底しなければF病院のように混乱を招くことになりかねません。

　「組織広報」などというと堅苦しくなりすぎるので、「お知らせ」や「院内通知」などの名称で月に数回総務課が取りまとめて発信するとよいのではないでしょうか。総務課が情報収集し、その発信に取り組むことで病院運営の全体像を把握でき、きちんと記録として残せば病院の沿革にも転用でき、さらに「職員の聞いていない」を防ぐ機能としても果たせます。季節的なことについても、昨年の通知を見れば「そろそろ時期である」ということも総務でわかり備えることができることから忘れることもなくなります。

　また、これらの「組織広報」は「紙」で行うほうが有効だったりもします。先ほど指摘したように現業部門の多くの職員はゆっくりパソコンの前で資料を読んだり確認することは難しいです。ましてや一人一台のパソコンはないのですから。よって「紙」で部署ごとに配賦をして「読んだ」ということをサインさせて残しておきましょう。そうすることで「聞いてい

ません」とか「知りません」ということをなくすことができます。何でもかんでもデジタルにすることが良いわけではありません。「デジタルやせ我慢」をせず、旧来のアナログコミュニケーションも活用して効率的で確実な職員への意思伝達をすることに取り組んでいきましょう（図3）。

院内通知第001号
20XX年 3 月28日

各位

病院長

3/XX 連絡会議における連絡事項

1．人事連絡

【入職】

3月 2日	栄養科	調理師	正	○ ○ ○ ○
4月 1日	医局	医師	正	○ ○ ○ ○
〃 〃	4F	看護師	正	○ ○ ○ ○

【退職】

3月31日	3F	看護師	正	× × × ×
〃 〃	薬剤科	薬剤師	正	× × × ×
〃 〃	3F	看護師	正	× × × ×

2．統一地方選挙　不在者投票の件

以下のとおり院内不在者投票を実施します。

① ○○県議会選挙 → 4月××日（金）
② 市議会議員選挙 → 4月○○日（金）
※詳細は各病棟に配布済

3．災害無線電話設置の件

医師会より救急病院に新たに配備されましたので、災害発生時などに活用してください。

設置場所：1階　医事課内

以　上

発行　総務課

※各部署長は部署内に周知していただくようお願いいたします。
回覧印枠

図3　組織広報のしかた

2-3　経理課編　経理課とは？

　中小病院の経理課とはどんな意味があるのでしょうか？中小病院にはマンパワーの問題で経理課担当を何人も置くことができません。そのことから相互的なチェックもなかなか難しいと思います。ですが、ともすると不正なお金の流れを作ることもできてしまうそんな経理課。中小病院では事務長からすると、心中するくらいの気持ちで経理課担当を置いていますので、その管理や信頼関係の構築は他の部署とは意味合いが異なってくるものと思います。

1　経理課編　リースの活用について

　リース契約はどのような時に、活用するのがよいのでしょうか？経費計上で毎年処理されているリース契約は見落としがちです。今回は、新しく就任した総務課長（経理担当）が病院のお金に対する感覚に民間企業にいた時との温度差を感じてしまう事例です。

【事例紹介】G病院：ケアミックス185床、総務課：4名（総務課長、経理担当A氏）

　新しく就任した総務課長（経理担当）のA氏はある契約書に目を見張った。これまで一般企業の経理畑でずっと働いてきたが、縁もあってG病院の経理担当として入職してからはや1カ月が経とうとしていた。着任後しばらくして過去の契約書に目を通していたところ熱帯魚のリース契約に目が留まった。かれこれ20年近く前の契約であ

る。早速現場を見に行くと老健の１階にあるデイの一角に熱帯魚が数匹寂しげに泳いでいる水槽を発見した。20年の時間の経過からか水槽を乗せている木製の台が剥げおちて見苦しい。

　「まさかこの水槽のことか・・・？！」と眉間にしわを寄せながら席に戻った。改めてリース契約書を見直すと「月額5,000円」の請求で年額６万円を一括で支払うことになっている。調べてみるとその水槽の販売価格は70万円ほどだろうと知人のペットショップ店員から話を聞くことができた。契約書を読むと熱帯魚が死んでしまった場合の補充については言及されておらず装置のことばかり記載されている。熱帯魚はどうなっているのだろうとスタッフに聞いても誰も熱帯魚を入れ替えている様子を見たことがないようだった。これはクリニックやホテルなどの熱帯魚水槽のレンタル・リースではないのか？会社の住所からGoogleストリートビューで調べると民家が現れて頭を抱えた。

　思い返せば、ここの院長は自身がかつて勤めていた規模の大きい高度急性期病院のマネをすぐにしたがる。同じCTやMRI、さらには電子カルテすらも同機種を導入している。経営者は別にいるがリースにすることで一回の支払いを減らし、費用として目立たないため目にも留まらないのだろう。そのように考えると他にも不信感が沸いてくる。事務長も一緒に加担していたに違いない。なぜなら、事務長は院長のお気に入りで基本的にすべてイエスマンであるからだ。

　その結果、水槽のような院長が直接眼にしないリース契約は何の検証もされないまま漫然と契約更新されてきたのだろう。他にも気になっていたカーリースの患者送迎車も10年以上ボロボロになってもリースをし続けているし、おそらく職員はそれが当たり前だと気にもとめてこなかったのだろう。民間企業にいた時は常に無駄を省くよう

にと教育されてきた自身にとっては、驚きを隠せなかった。病院が経営赤字で困っているというのは聞いていたがなぜこんなところですら手を付けていないのだろう。ほったらかしにされているのだろう。自身の経理課担当という立場で今後法人にどういったことをしていけばいいのだろうと入職1カ月で自身の院内での立ち振る舞い方を考え出してしまったのであった。

【解説】

　割賦、借入での購入、リース契約は何がいいのでしょうか？とよく聞かれることがあります。結論からいうと、キャッシュがあれば割賦、借入での購入が可能であれば借入、そうでなければリース契約をするしかないという言い方があっていると思います。

　経理上は割賦・購入だと購入した金額分を減価償却として処理、リースだと少し割高の金額を経費として毎年処理を行っていくという点でみると多少の違いはあれど、それほど大きな違いがないようにも感じます。ですが、基本的にはリース契約を検討するような物は減価償却期間（最低リース期間）が終わっても使用し続けるようなものが多いです。そうなってくるとリース契約では購入金額相当のリース料を支払った後も継続的に使用しますが、持ち分はリース会社にあるのですから、リース料を毎年継続的に支払わなければいけません。結果的にトータルの支払額は割賦で購入した時と比較して何割も高く支払っているというのがよくある話です。6年で減価償却（最低リース期間）が終わるような物品を10年使っていた場合は、4年分のリース料を無駄に支払い続けることになるのです。

　また、仮にリース契約をせざるをえないような状況であっても、リース契約をしてはいけないような物品もあります。リース会社からすると、あ

まり中身をみないでなんでもリース契約ができますよといってくることがありますが、ここは注意しなければいけません。消耗品のようなものはリースに適さないのでリース契約はしないように注意をしてください。当たり前のようなことに感じるかもしれませんが病院では多く見られる事例です。

　例えば、機械と消耗品を一緒になって使うような物品（わかりやすいモノでいうと、血圧計とマンシェットのようなもの）で、リース契約時に機械と消耗品を一緒にリース契約をしてしまうと、消耗品を買い換えたとしてもその消耗品の部分はずっとリース料を支払うことになってしまいます。最低リース期間が終わったとしても、機械のリースを続ける限り、すでに使っていない消耗品の部分に対してもリース料を支払い続けることになるわけです。このような場合は、機械の部分と消耗品の部分をきちんとわけてリース契約を割賦での購入をすることをお勧めします。その他にも、手術器具を代表するような鋼製小物全般です。鋼製小物は、必ず最低リース期間中にどれか一つは買い換えることになります。中には何年も使えるようなものもあるので、最低リース期間が終わったとしてもリース契約を継続してしまうような事例がほとんどです。鋼製小物すべてを合計すると購入時の金額が大きくなってくるのでキャッシュがないとリース契約をしてしまいがちですが、特に注意が必要な物品になってきます。

　今回の事例のように、手当たり次第にリース契約をしてしまうような病院では、積み重なった必要のないリース料の総額が、病院経営に大きな負担となってきているのだと思います。こういったことを見直していくのも経理課職員の仕事の一つです。

2　経理課編　日々の会計処理について

　経理の役割の一つに適切な決算書を作成することがあり、日々の会計処理の丁寧な積み重ねが最終的な結果としての決算書です。医療事務も同様に毎日、病名や処置検査などのチェックを行うことで精度の高いレセプトを作り上げていくのと同じです。悪習として決められた手順があっても、それを自分たちの都合のよいように変更してしまう場合もあります。そういう点をきちんとチェックしていくことも病院事務管理職の重要な視点です。

【事例紹介】H病院：ケアミックス 185 床、総務課：5 名（総務課長、経理担当 A 氏　前事例と同様）

　前職では製造業の経理課長として活躍していたが、急激な業界の不振でH病院に総務課長（経理担当）として転職してきたばかりだ。早速毎月の支払いをチェックしようとしたところ、納品書がどこにあるかわからない。用度関係を専任で行っている職員はいないことから、経理担当の部下に聞いてみると納品書は各部署が持っているという。思わず各部署ってどこ？と聞くと部下は面倒くさそうに「各病棟や部門で納品されて、それぞれで納品書を保管しています。月初の5日ぐらいまでに請求書が届きますから、それを前月までの支払いとの突き合わせをして支払い台帳を作っています」という。

　ちょっと待って。納品書と請求書の突き合わせはやらないの？部下はA氏をにらみつけるように見つめているだけで反応はなかった。

　現場に行って見ると納品書は保管されているがクリアフォルダにバラバラに挟まれているだけで時系列もバラバラ。納品書に検品した者

のサインすらない。本当に納品されているのか不安になった。聞くと受領書もない場合があるようだ。

　そんなある日、医事課から限度額認定が適用されると思い込んで会計処理をしたが後日になって適用されないことに気がつき、どうすればいいかという相談があった。A氏はなぜ自分に？それは医事課長じゃないの？と思ったが新参者でもあるからと思い直し「私が回収に行きますのが、相手に渡っている領収書を差し替えなければならないので、領収書の控えを見せてほしい」と依頼した。医事課が持ってきた領収書（控）に受領した日付のある受領印が押されていない。どうなっているのだろう。不安になった総務課長は、部下と医事課長に入金確認をどうしているか？と質問したが、医事課は患者に渡す「領収書兼請求書」には受領印を押し、控えには押さずそのままレセコンに直接して入金の有無を入力しているから別に受領印を押さなくても問題ないと強く主張する。そして部下は領収書控の証憑を確認しないまま、そのデータを日々の入金として処理をしていることが判明した。A氏は深いため息をつくのだった。

【解説】

　経理の大きな仕事の一つは正しい決算書を作ることにあります。

　そのために必要なことは現場で起きていることが正しく数値として経理に上がってくる必要性があります（図4）。

　そのため支払いについては、薬剤科や用度課などで納品された際の現物（薬、医材料など）と納品書との突き合わせが最初に重要であり、これを検収といいます。そして現物に相違ないと確認して相手が提出する受領書にサイン、もしくは手渡された納品書を保管します。

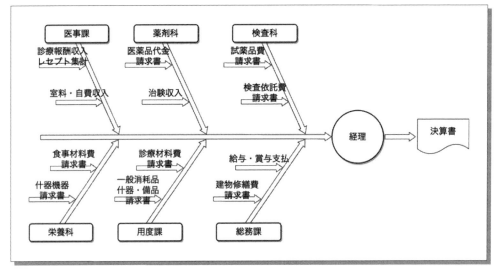

図4　経理の流れ

　そして納品業者より後日送られている請求書と納品書を突き合わせして、支払いを実行することではじめて正しく現場で行われた行為が正確に決算書に反映されたことになります。H病院はこの納品書と請求書との突合が現場でも経理でも行われておらず正確性に著しく欠けることになります。また領収書のポイントは「控え」を作ることです。また領収書と控えに通し番号を付けておくことで、番号が抜けていないかあとで確認することができます。また書き間違えた領収書や控えは、捨ててはいけません。連番にすることで領収書の発行に間違いがないかを担保しているのに、書き損じたものを破棄してしまえば、紛失したのかどうかがわからなくなります。そして領収書の控えに受領した日付を記入します。

　そうすることで、控えを使って売り上げの帳簿を作ることもできますし、控えそのものを売り上げの補助簿にすることもできます。レセコンに日付を入力することだけではなく書類で保管することに意味があります。

控えだけをまとめるファイル等を作っている病院も少なくありません。

　領収書の控えを整理しておくことで、今回のような医療費の支払に関するトラブル回避に役立ちますし、支払いに関するトラブルは信頼関係を左右することでもあります。また時々、病院事務員が治療費を着服するといったニュースが報道されます、領収書には通し番号を割り振っておくことで、不正防止につながります。

　他にも職員の福利厚生で子女の入学などに対するお祝い金が職員の口頭の申し出だけによって学生証などを確認していなかったといった事例もあります。特に経理業務は証憑を基本とした三現主義「現地、現物、現実」というチェック体制を意識的に取り入れて最適な月次業務を行えるようにしたいものです。

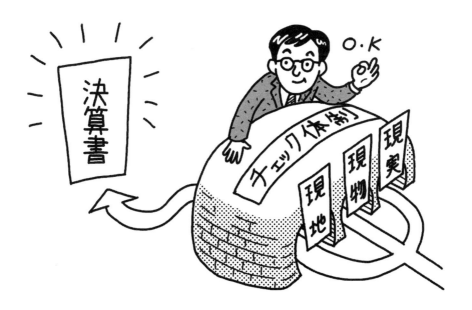

3　経理課編　求人をかけてもいつまでたっても応募が来ない

　皆さんは、医事課やソーシャルワーカーといった医療系事務職員の採用と総務や経理といった一般的事務職員の違いを意識して採用活動をされていますか？本事例では、一般事務職員の採用で困っている経理課長の事例を取り上げます。

【事例紹介】 I 病院：ケアミックス 180 床、特別養護老人ホームおよび訪問看護ステーション併設、経理課体制（経理課長他 2 名）

　現在の経理課長は、これまで用度課長として勤務してきたが、昨年度末に前任経理課長の定年退職に伴い、経理課長へと異動となった。それに伴い、用度課はスライド式に係長が課長に昇進している。そういった事情から新任の経理課長はいわゆる経理畑ではないことから、現場業務は部下に任せ、主として購買課での経験を活かして外部との交渉やマネジメントを行っている。

　経理課は、課長以外の経理課職員として 2 名いるが、そのうち 1 名はすでに 60 歳超え、嘱託職員となっており、2 年後に退職となる予定、もう 1 人の職員は 40 代の男性で役職はつけていなかった。

　経理課長は、前任の経理課長からも「なんとか人を採用してくれ。」と頼まれていた。実際、前年度も各種大学や専門学校に求人出していたとのことであるが、採用には至っていない。今年度も 6 月から前年に求人を出した大学、専門学校に求人票を送ったところである。すでに 4 カ月経過しているが、応募どころか 1 件の問い合わせもない。また、経験者の中途採用も視野に入れ、病院ホームページおよ

びハローワークへ求人を出しているが、数名の応募があったものの、履歴書をみる限りとても採用できるような職歴やスキルではなかったため書類選考で不採用としていた。新卒採用の場合、経理課に限ったことではないが、事務職員として一人前になるまでには当然、数年かかる。このため嘱託職員の退職1年前にはなんとか採用しなければならない。

経理課長は焦っていた。他と比べても特段給与が低いわけではなく、休みも4週8休であり、年3日間の時期を限定しないリフレッシュ休暇も認めている。現場からはできれば中途採用ではなく、新卒採用の希望があり、さらに職務上、日商簿記2級または3級を持っている方との要望が出されている。

I病院には人事課はなく、採用については各所属長に委ねられており、経理課長は「何故、応募がないのだろう。とにかく誰でもいいからきてほしい。」そんな思いであった。

はたして、求人についてこのままの方法で良いのだろうか。

【解説】

本事例は病院経理課の募集ということになりますが、同じ事務職でも、医事課や医師事務作業補助者、診療情報管理士などといった職種を希望する人は、医療機関に特化した事務職種であり、そういった医療系の大学や専門学校に行っている人達にとって、就職対象は医療機関となります。しかし、経理課（総務課等含む）は異なります。経理の仕事を志し、大学や専門学校に通い、いざ就職といったときに病院、それも大学病院や高名な医療機関でもない中小の病院をわざわざ選択するでしょうか。若い方の働

き手が減少するなか、求人票を送ったらあとは待つだけでは、運を天に任せるようなものです。少なくとも学生さんに経理課職員として医療機関で働くことの魅力を伝えることなどの取り組みは考えてもいいと思います。最近では、オンラインで様々な情報提供ができますし、インターンシップなどの方法を使うこともできます。また、特に中小病院においては、そもそも慢性的な人材不足があり、特に事務職において「戦略的に人材を採用する」ことは、相応の人事課がないと難しい部分もあります。事例にあるＩ病院においても人事課はなく、各所属長のセンスで採用が行われているようです。経理課長も前任の用度課では人材採用の経験はないと予想されますし、「とにかく誰でもいいからきてほしい」という思いで募集するのではなく、「こんな思い、スキルを持った人に是非働いてもらいたい」「そのためには、どんな方法が必要なのか」を考えなければなりません。個人にできることは限界があるでしょうから、やはり組織として行動することが肝要であると思います。

　自組織に貢献できるスキルを持った人やビジョンに賛同できる人でなければ採用そのものが組織にとってマイナスになってしまいます。一般的に採用のプロセスとしては、採用したい人物の要件と採用人数を決め、採用人数によってかかる費用が異なりますので、予算を決めることも必要です。そして募集要項（給与や業務内容など）を決め、募集することになります（募集方法は様々あります）。必要に応じ説明会（現状ではオンラインなど）を開催する場合もあります。その後、書類選考や面接、適性試験などを行い双方合意のもと、内定となります。それらを各所属の責任として各所属長に任せた採用プロセスにしてしまっていては、採用できるものもできなくなってしまいます。

2-4　経営企画課編　経営企画課とは？

　病院運営や経営戦略の企画・推進などの役割を担う経営企画系部署。医事課や総務課と比べると、役割・業務内容が曖昧になりやすく、病院によっても異なります。事務長候補の職員が配置されるポジションになっていることも多いでしょう。まず経営企画系部署の役割について理解を深めるために、各部署の業務の違いを整理しました。縦軸は、業務が定型か非

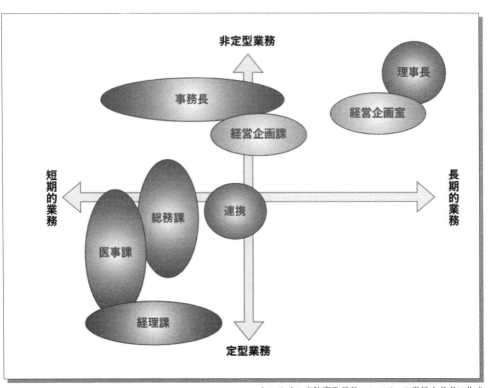

オンライン病院事務長塾　メンバーの意見を参考に作成

図5　各部署の業務の違い

定型か。横軸は、長期的か短期的かを示しています。

　経営企画課も経営企画室も、事務長や理事長のように非定型業務が多いことがわかると思います。ちなみに、事務長や理事長の業務を非定型に分類しているのは、有事の際に対応・解決にあたれるよう、定型業務は少ない状態が理想だからです（実態は病院によって様々でしょうが…）。

　図5では、経営企画課と経営企画室を分けて記載しました。課と室では、組織図上は役割が大きく異なります。

　「経営企画課」は、一般的に事務部の配下となります。そのため、事務長の御用聞きのような役割になってしまいがちです。

　「経営企画室」は、理事長や法人本部付けになることが多く、事務部門の組織ラインにのりません。各部門と横断的に連携して、企画を推進することが期待されます。一方で、業務内容や指揮命令系統が明確でないために、周囲から「何をしているのかわからない」と捉えられることもあるでしょう。

1　経営企画課編　理事長肝いりで立ち上げされた経営企画室

　経営企画課編の1事例目は、理事長の肝入りで新設された経営企画室長の悩みを取り上げました。室長の立場になって、どのようにこの課題を解決すればいいか考えてみてください。

【事例紹介】J病院：81床の急性期病院、経営企画室室長43歳男性、
　　　　　　部下なし

　経営企画室長はJ病院の経営企画室・室長として、院内での立ち位

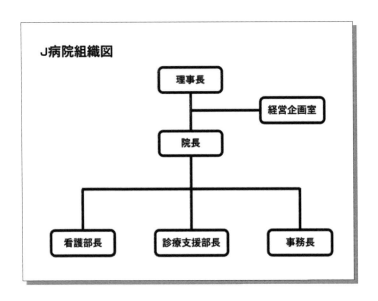

置に悩んでいる。悩みの種は事務長。このJ病院に35年勤務している、生き字引のような人だ。

　最近、新しいプロジェクトが立ち上がる度に、その大半を事務長から丸投げされる。先日も事務長から突然連絡があり、「オンライン診療を導入するから進めてほしい」といわれた。プロジェクトの推進自体が嫌なわけではないが、事務長からいわれるがままという現状に、釈然としない思いがある。

　当院の院長は大学病院での勤務が長く、退官後に就任したいわゆる"雇われ院長"で、病院経営にはあまり興味がないようである。

　理事長は経営への思いはあるものの、高齢のためあまり病院を訪れない。事務長のことはある程度評価しているが、
①病院事務に関することは、事務長以外からは発信できない雰囲気がある。

②「病院の経営を継続していくために、病床の在り方や地域との連携の仕方、運営のあり方について改革をしていきたい」という方針に、事務長が寄与していない。

　という点にやきもきしていたようだ。

　そのような経緯で、私に白羽の矢が立ち、経営企画室・室長を任されたのが２年前である。私は元々地方銀行の行員だったが、理事長に声をかけられて当院に入職。経理課長として働いていたが、事務長の指示のもと仕事をする日々に、少し憂鬱になりかけていた。理事長から「経営企画室を立ち上げるから、室長になってほしい。事務の枠を超えて、当院は今後どう舵取りをしていくべきか考えてもらいたい」と言われたときは、新たなチャレンジに気持ちが高揚したものだった。

　しかし室長に就任しても、経理課長時代と働き方が大きく変わったわけではない。非定型業務が増えてはいるが、基本的には事務長からの指示で仕事をしているのが実情だ。就任時は、理事長から「何かあったら個別に相談して」といわれていたが、最初に数回打合せをしたのみ。経営会議へも参加できていない。そもそも、私は理事長からどのような役割を期待されて、室長に就いたのだろうか。「実は何の期待もされていないのかもしれない」と感じ、最近は理事長を無意識に避けてしまう自分が情けない。

　経理課長時代の憂鬱な気持ちがまた戻ってきて、出勤の足取りが重くなっていく。

【解説】

　新設された経営企画室の室長に就任したにも関わらず、事務長からは相変わらず部下扱いされ、任命した理事長からのフォローもない。経営企画室長が、憂鬱な気持ちになるのもわかりますね。

　理事長は「病院の舵取り役となる部署があれば」という思い付きで、経営企画室を作ったのかもしれません。「部署を新しく作れば、院内は変わる」と思って進めたものの、役割・業務内容が曖昧だったためにうまく機能しなかった典型的な例です。

　事務長も、G病院での勤務歴や理事長との付き合いが長いだけに、経営企画室について「理事長の単なる思いつきで作られた部署」だと考えているのでしょう。「室長は仕事がなさそうだ」と業務をふっているのかもしれません。指示している業務内容も企画系ですし、むしろ室長に配慮しているようにも見えます。

　病院で企画系の部署が新設されるとき、上記のような状況になることは珍しくありません。室長は不満を抱いていますが、その状況に甘んじているのは室長自身です。経営企画室に求められるものは何か、その役割を自ら考え、行動しているでしょうか。私としては、室長の努力不足が現状を招いていると思ってしまいます。

　例えば、病院経営の舵取り役として、事業計画書やその収支計画書を作成することもできるでしょう。そのための知識・ノウハウがないなら、事務長の許可の下で取引銀行と一緒に作成すればいいのです。最近、医療担当チームを持つ銀行は増えており、病院も経営について相談しやすい環境になっています。

　経営企画室は、院内にとどまらず、院外とのつながりを生かしてこそ、活躍できる部署だと思います。病院経営に関する外部セミナーを積極的に受講したり、院外に病院経営について相談できる人脈を作ったりと、室長

としてできることは多いはずです。誰かの指示を待つのではなく、主体的に病院の課題を整理し、改善策を企画することが求められているのです。

　「周りがなにもしてくれない」と思っているうちは何も変わりません。「自分は何ができるか」という視点で、自らを奮い立たせてみましょう。

2　経営企画課編　突然責任者が出勤できなくなりました

　少人数部署で機密情報を扱かっている部署で突然職員が出勤できない状況になった場合、どのようにしますか？対処する方法を考えるのではなく、事前の対策や体制を常に考えておく必要があります。

【事例紹介】K 病院：首都圏にある 170 床のケアミックス病院、経営企画室室長、その他 1 名

　K 病院では、昨今の外部環境に対応すべく、院長直轄の経営企画室を 2 年前に立ち上げた。経営企画室は室長 1 名の他、30 代男性（Aさん）の 2 名で構成されており、中長期計画案の策定、経営会議資料作成、DPCデータ等各種院内・院外データを用いた分析等を行っている。

　経営会議は月 1 回開催され、理事長、病院長、副院長、各診療部長、看護部長、事務部長、経営企画室長が参加している。今月の会議が 1 週間後に迫る中、経営企画室長が新型コロナに感染のため、10 日間の隔離となった。このため、室長の代理としてその部下である A さんが経営会議に出席することになった。

　しかし、会議の資料は通常前日までかけて室長が単独で作成していたため、この段階ではできあがっていない。経営企画室での A さんの役割は情報収集が主な役割で、分析や資料作成、報告は室長が一人で行っていた。経営会議には経営企画室から提出される資料と報告される分析結果は必須であり、これがないと経営会議は頓挫することになる。

　資料作成を迫られた A さんは、とにかく室長にメールをしたが、

思ったより体調が悪く、「本日より入院療養のため連絡不可能」との返信があった。覚悟を決めたＡさんは、資料作成を始めることにする。室長が経営会議でどんな報告を行っていたかは、経営企画室に回覧される議事録でなんとなく把握していた。また、提出されている資料についてもPDFではあるが持っていた。データは室長のPCに保存されており、それを見るためにはパスワードが必要になる。

　経営会議の日まで残り数日。Ａさんはここ数日終電間近まで資料作成を行っていた。そしてなんとか資料を作成し終え、翌日に迫った経営会議での報告事項を確認していた。

　経営会議当日、議長である病院長から経営企画室長が体調不良で欠席になること、代理にＡさんが出席し報告を行うことが説明された。午後５時から始まった経営会議は午後７時に終了。会議の結果は、いつも提出されている資料がなく、説明も室長と相反する点があり、各部長たちから「どういうことだ」との声があがり、病院長が納める形となった。午後７時30分、経営企画室の電気はついていた。１点をみつめ、心身ともに疲れ果てたＡさんが座っていた。

　翌日、室長から「無事、回復し来週から復帰できる」との連絡が入った。

【解説】

　経営企画室はここ数年で特に注目されたセクションです。業務としては各病院により異なりますが、多くの場合は、経理、総務、医事、用度といった特性に左右されずオールマイティーにデータを収集し分析、そして組織が意思決定をする礎となる報告、提案が求められます。しかしながら、大人数で組織しているセクションではなく特に中小病院では２名、多

くは1名体制となっていることが多いことから、本ケースのような緊急事態が発生すると対応できなくなる場合が出てきます。

　経営企画室のみならず、病院管理職は「自分がいなくなった場合」「部下がいなくなった場合」の対処方法を常に考えておく必要があります。経営企画室長という立場上、いくら同部署の部下といえども機密データはあるかもしれませんが、今回のように役割分担（ケースでいえば情報収集と分析）を明確にする一方、情報共有が全くできていないのでは意味がありません。データはいつ出してもよいというものではなく「旬」というものがあり、今月出さなければ意味がない、今月出せなかったばかりに遅れをとるということがないようにきちんとセクションとして情報共有をしなければなりません。

　経営企画室が1人セクションである場合は、本ケースのような事態発生を想定して、予め理事長や病院長と対応を協議しておくことが良いと思います。医療機関は多くが有資格者で構成される高度な技術を必要とする業種であるため、職種間の横串が入れにくい組織です。だからこそ、経営企画室というポジションは、データという武器を持って論理的に横串を入れられることから、病院の有機的な発展に貢献できるものだと思います。

3 経営企画課編　病院変革への職員の巻き込み方

　病院は営利企業のように利益を追及する組織体でないことから、医師をはじめとした職員の「気持ち」に結果が大きく左右される傾向も強いです。どれほど素晴らしい画期的な施策も成果も「人間の感情」で泡に消えることも少なくないことから、病院で働く事務には正しさより「他者の感情を動かす」スキルも時には重要となってくるのではないでしょうか。

【事例紹介】L病院：地方にある240床の急性期病院、
　　　　　　　経営企画室長

　L病院は近年にない民間の急性期だけの総合病院である。一時的に医師の大量離職で収益が悪化し、赤字体質が続いていた。

　理事長や経営陣はこういったことへの反省点として、中期的戦略がなかったこと、単期的戦略はあったが実行性が乏しかったこと、医師をリクルートする部門がなかったことの3点を挙げた。それらを中心的に実行する役割として、新たに経営企画室を設置し他院で活躍していたA氏を経営企画室長に迎えた。企画室長は院内の問題より、まず収益を生み出す医師の確保を最優先に取り組みはじめ医師紹介会社などを頼りに一気に6名の医師を採用した。

　しかし、これまでの常勤医師たちは感情的にあまり面白くなかったようで、職員に対して不満や愚痴や感情的な爆発を起こすようになった。そうこうするうちに新任医師の些細なトラブルを「あんなやつを採用した経営企画室長が悪い」とスタッフの前で言い出すようになってきた。それらの声にスタッフも共感し日増しに声が高まるようになり、何かにつけて新任医師達の揚げ足を取る風潮が高まっていた。た

しかに客観的に見て残念ながら問題のある医師 1 名がおり、事実上の解雇をしなければならなかった。他の新任医師 5 名の患者からの評判や仕事ぶりは悪くなかったが、一度張り付いたレッテルはなかなか消えないでいた。

　1 名の医師の退職は痛かったが、さらに企画室長は経営を改善させるため急性期一本からケアミックス病院へと病床再編を含めた施策に取り組み始めた。しかしながら、医事課に必要なデータを出して欲しいと依頼すると、古参の医事課長がのらりくらりとデータを出し渋ってくる。実は新任医師批判の急先鋒であった古参医師と医事課長の仲がよく何かと飲み歩いているのは知っていたので、明らかに嫌がらせであった。

　やむを得ず自分を慕ってくれている医事課のスタッフに頼んでデータを出そうとも思ったが、ともすると院内の人間関係に不用意に巻き込んでしまうのではないかとレセコン会社にデータ抽出を依頼し、院内対応としては企画書を作成し経営会議で了解を取り付けた。一つ一つの業務について、このような抵抗を受けるとなると、今後の病院改革が前途多難であることが見て取れ経営企画室長はため息がこぼれるのであった。

【解説】

　旧勢力と新勢力との抗争に巻き込まれたことで、経営を好転させるための施策を推進する経営企画室長が立ち往生しています。「人間は感情の生き物である」と昔からいいますが、どれほど正しくても、どれほど正義でも「他者の感情を動かす」ノウハウがなければ結果を出すことはできません。心が動けば身体が動く。身体が動くと結果がついてきます（図6）。

　「他者の感情を動かす」ことは難しいのですが、そこは病院事務の職務として多少はタヌキに振る舞うことも必要になってきます。最初に対象とするような方に「今のままでいいのだろうか？」と思ってもらうことができるとその方の行動変容を作っていくことにつなげることができます。病院職員は、経営のことよりも心理学を学んだほうが実になるのかもしれません。そのためには対話です。こちらから話しかけることです。他の病院での事例や実際にそれを実践してきた人の話やエピソードを語って聞かせる。まさに「驚き」の提供です。

　次に「誰もが思いつかない簡単な解決策を示す」これは簡単なほどいいです。「あ、そんなことでよかったんだ」と相手が安心してくれます。これは「安心」の提供です。次のどうしてそう考えたかのプロセスを納得させながら開示していきます。これは相手に追体験をしてもらうというものです。人間は他者から指示や命令をされるより、自身が気づいて行動したほうが、成果が高くなるものです。追体験をしてもらうことで自らの気づきとして意識のすり替わりが起こり、モチベーションがアップし、最後までやり遂げる力となってきます。これが「体験」と「納得」の提供です。「実感力」とも言い換えられます。

　最後にスタッフ一人の成功体験や失敗から立ち直ったエピソードを自分の言葉で語ってもらい共有して頂くことです。患者さんから喜ばれたエピソードやスタッフの頑張りを紹介しお互いをたたえ合う。そうすると「自

分でもできるかもしれない」「あの人にもできたなら自分でもできそう」
と。そうやって「次は私が！」という大きなウネリとなっていきます。こ
れは「挑戦力」の提供となっていきます。その結果、自発的に動いていく
職員が増えていき病院の活性化につながっていきます。

・「驚き」
・「安心」
・「体験」と「納得」
・「挑戦力」

図 6　他者の感情を動かす技術

2-5　連携室編　連携室とは？

連携室は病院の入退院に関する対応を行う部署なので、「病院の顔」といっても過言ではありません。連携室の職員が他施設や患者にぶっきらぼうな対応をしていると、病院の評判はすぐに下がってしまいます。反対にソーシャルワーカーの対応がよい病院は、他施設から評価されて紹介患者が増えますし、患者の口コミによって病院の評判はうなぎのぼりになっていきます。

1　連携室編　新設された連携室

連携室は、病院によっては入退院支援室と呼ばれていることもあります。今は連携室だけど、かつては入退院支援室だったという病院もあるでしょう。呼び方が異なる背景には、病院が部署に期待する役割の違い・変化があると思います。

そもそも入退院支援室の主な業務は、入院が決まっている患者に対して退院を見据えた情報のヒアリングをして、退院の際には退院先の支援を行うことです。

しかし、他施設との接点が多く、患者の入院経路を一番把握している部署でもあるため、経営幹部としては「入退院支援」以上の役割を期待してしまいます。それはどんな役割でしょうか。

特に病床の稼働率に苦しんでいる病院は、常日頃から「患者を増やすには、どこにどうアプローチすればよいのか」と考えています。しかし、具体的な対策があるわけではなく、していることといえば、忙しい院長自身が業務の合間をぬって、たまに他施設へのあいさつ回りをするぐらい

……。院内を見渡しても増患に向けて外部にアプローチしていそうな職員はいないわけです。となると、経営幹部が事務部門に対して「外部にアプローチする役割を担い、現場レベルで他施設とのきめ細やかな連携を進めてもらいたい」という考えに至るのは自然な流れです。その期待を反映して、部署名を「入退院支援室」から「連携室」に変えるということが起こっているのだと思います（現実的にその役割が担えるかどうかはさておき）。

　そういった背景をふまえた上で、部署名を「入退院支援室」から「連携室」に変更された新・連携室室長の事例を検討してみましょう。

【事例紹介】M 病院：ケアミックス 80 床（急性期 40 床、回復期 40床）、連携室長（入退院支援室長）45 歳男性、部下 3 名

・理事長の話

　M 医療法人は、地方の県内第 2 都市から車で 15 分の場所に位置するケアミックス病院を運営している。病院以外にも、複数の高齢者住宅、訪問診療・看護事業所、ショッピングモール内の診療所の運営など、幅広く事業を展開する法人だ。

　一人の患者に対して外来・入院から在宅・介護まで一気通貫でサービスを提供できるにもかかわらず、各拠点の相談員同士が入退院支援について連携することは少ない。法人内で紹介できる患者も、他法人に紹介してしまうことが頻発していた。

　病院経営が順調なうちは、理事長（病院長兼任）も「地理的な事情もふまえると、少しくらいはしかたがない」と目をつぶっていた。しかし最近は、経営の要である病院の病床稼働率が下がり、法人全体の

収支を圧迫し始めている。

　「法人内の連携や他法人への営業活動に力を入れなければ」と考えたものの、具体策は浮かんでいない。相談員は各拠点で業務を完結しており、他医療法人へのあいさつ回りもそれぞれが行っている。紹介パンフレットさえそれぞれ作成・所有しており、法人全体としての営業ツールがない状態だ。

　理事長は「法人全体の入退院支援の連携と、集患に取り組める部署が必要だ」と考え、病院の「入退院支援室」を「連携室」に改めることに決めた。

・入退院支援室長の話

　入退院支援室長は、M医療法人に入職して15年。病院内外に顔が広く、患者の退院先となる地域内の施設担当者とも親しいため、相談員が患者の退院先探しに困った時には頼りになる存在だ。

　入退院支援室のモットーは「患者に寄り添う」。入院患者の家族情報をよく把握した上で、退院先を提案するため、患者や回復期病棟の看護師たちからの評判もいい。多忙ではあるが、業務に対する満足度は高く、とても充実した日々を過ごしていた。そんな室長がある日、理事長から急遽呼び出された。

　理事長は、「入退院支援室」の役割が変わり、名称も「連携室」に変わること。これまでの業務に加え、法人内の施設内連携や外部への集患営業をする部署になることを説明。「これからは連携室長として頑張ってほしい」と激励した。

　入退院室長改め、連携室長は、快く了承した。これまでも法人内各施設の相談員とはしっかりコミュニケーションをとってきたし、該当

する患者がいたら紹介をしている。外部の営業についても、盆や年始の挨拶などはきちんと行ってきたつもりだ。連携室が新設されてからも「これまでの業務と大きくは変わらない。これまで以上に丁寧にやっていけばいい」と考えていた。

　しかし、連携室ができて半年がたったある日、理事長に呼び出され。「君はこの半年間、何をやっていたのか？　連携室としての役割が全然果たせていないじゃないか。とても残念だ」と叱責されてしまったのだ。

　連携室長は、なぜ責められているのかわからず、戸惑うばかり。険悪な雰囲気の中、どのように返答してよいのかわからなかった。

【解説】

　「連携室」という新設部署の役割について、理事長と連携室室長の認識が食い違っていたという事例です。理事長が言葉足らずだったとは思いますが、仮に理事長が連携室に期待する役割をもっと具体的に伝えられていたとしたら、室長は期待に添うことができていたのでしょうか？　私はそうでなかった可能性が高いと考えます。

　これは一般論ですが、人は担当する業務について「今のやり方が最もよい」と信じがちです。そのため、既存メンバーで既存のやり方を根本的に変えることは、かなり難しいミッションだと思います。

　私自身これまで多くの施設を見てきましたが、従来のメンバーのままで大きな変革を成功させた事例はほとんどありません。トップが変わる／組織体制を変える／アドバイザーが入る、などがなければ、大きな変革は難しいでしょう。

今回の事例で、「部署名を変えれば、業務や役割も変わっていくだろう」と考えた理事長は安直だったといわざるをえません。

一方で、病院事務管理職にとって、上から突如新しい役割・業務が降ってくることは少なくありません。後からいくら「経営陣の仕事の振り方が悪い」「私は悪くない」と叫んでも、事態は好転しません。

それでは、連携室長は、理事長に呼び出されたときにどのように心構えをし、対処するべきだったのでしょうか。

まず、「理事長から直接呼び出され、部署名を変えると告げられたのはよっぽどのことだ」と捉えなければなりません。理事長の意図をじっくり聞いた上で、これから連携室長としてどんな事に取り組むべきか、自身の考えを具体的に共有する必要があるでしょう。

強調しておきたいのは、今後取り組むべきことについて話すのは理事長ではなく、連携室長である、という点です。

「それでは、いつまでに○○を行い、今後こういった取り組みをしたいと思いますがよいでしょうか？ その進捗について共有するために、しばらくの間は理事長と定期的な面談をさせていただきたいです。その際に、理事長のイメージする連携室の役割とすり合わせをさせてください」。

これくらい踏み込んで話をしないと、うまくいかなかった場合の責任はすべて自身に降りかかってきます。管理職になると〝自分の身は自分で守らなければならない〟と心得ましょう。

私が連携室長の立場だったら、まずは各拠点の相談員全員を集めた会議を開催し、理事長から連携室を新設した経緯を話してもらいます。そしてその相談員会議を月に一回程度開き、法人全体での連携の形を模索しながら、外部への営業の仕方についても検討を進めます。

さらに一番重要なのは、定期的に会議の内容を理事長ときちんと共有す

ることだと思います。組織としてのリスクヘッジの意味でも、自分の身を守る意味でも、司令塔である理事長に状況を伝え、認識をすり合わせるというプロセスをおろそかにしてはいけません。上司の信頼を得るためには、仕事の基本である「ホウ・レン・ソウ」を忘れない心構えが大切なのです。

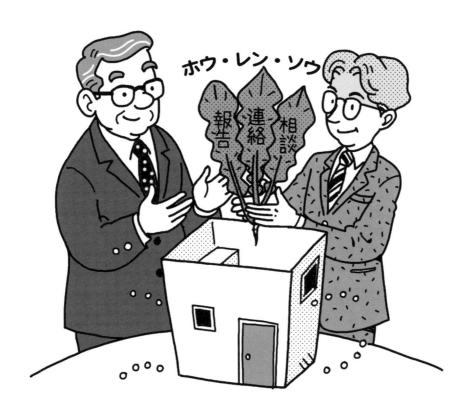

2　連携室編　社会福祉士の方針

　一言に社会福祉士といっても、その考え方や重要視することによって業務の方針は大きく異なってきます。今回の事例は、能力の高いベテラン社会福祉士さんの方針とその業務の進め方に対する部署内摩擦の話です。

【事例紹介】N 病院：ケアミックス 55 床（急性期 30 床、回復期 25 床）、連携室部長（副院長）、連携室副部長（看護師）、連携室主任 42 歳男性（社会福祉士）、社会福祉士 2 名

　ある日、副部長を務める看護師から地域連携部長に「至急、相談したいことがある」と連絡が入った。相談内容は、社会福祉士の 2 名が退職したいとの申し出があったとのことである。3 名のうち 2 名退職されては業務が回らないことはおろか、当院が希望するスキルを持った社会福祉士を早急に探すのは極めて困難である。地域連携部長は副部長に原因を訪ねると、どうやら主任である社会福祉士の業務マネジメントに不満があるようであった。

　地域連携室は患者相談、入退院支援、転院調整、地域包括支援センター等との連携業務など多忙を極めており、さらに、様々な統計的な資料作成も数多くある。主任の社会福祉士は特殊能力でもあるのか、違う内容の電話 2 本を同時に対応できるなどパワフルに業務をこなしている。また、医師からの頼まれごとも多くかつ信頼も厚い。しかしながら、統計などは大の苦手であり、こうした業務は部下に任せることがほとんどであった。さらには、同じ社会福祉士として自分と同じように仕事ができないのは許せないらしく、部下にきつい指導をすることもあるようである。自分のテリトリーは絶対に部下に任せない態

度で情報共有もできていないこともあるようだ。そのようなことが
度々重なり、社会福祉士の2名が退職を申し出てきたのであったのだ。

　副院長は地域連携部長といっても、今年から兼任となったばかりで
実質的なマネジメントをしているわけではない、副部長も前任の看護
師（当時主任）の定年退職があり、昨年、病棟師長から現職に異動と
なったばかりである。副院長は、以前にも、似たような話を聞いてい
たが、その職種の特異性から部署内で解決してもらわなければならな
いと感じていた。しかし、今回、このような事態になり、どう解決す
るべきか悩んでいた。

　主任の社会福祉士には、常々「部下の教育」と「自身が部署のトッ
プリーダーになる準備」を伝えてはいるが、「私、昇進とか全く興味
ありません」「私も誰にも教えてもらわず、自分で勉強してきた」と
言い張るばかりである。副院長はどうしたものかと頭を抱えていた。

【解説】

　地域連携室の重要性は年々増してきており、先進的、積極的な地域連携
室は医療機関の経営にも直結しています。患者さんの社会生活を支えるの
が地域連携室であり、診療報酬では入退院支援加算など社会福祉士を必要
とする項目が増えてきています。また、看護師、社会福祉士が中心となっ
て、時には事務や薬剤師や管理栄養士など多職種を巻き込んだ形で患者を
サポートしていくことからその役割はとても広がってきています。

　また、地域連携という名の通り、自院と他医療機関、他施設、地域をつ
なぐセクションです。すべてを自院のみで完結できるわけではありませ
ん。他医療機関、行政機関、家族や地域などとの連携、調整を行い、最善
の方法を提供（提案）するポジションであり地域包括ケアシステムを支え

ているセクションでもあります。そのためか、業務も制度も複雑化する一方であり、一人でなにもかも行うのはとても難しいです。どんな職種であっても業務分担は必要不可欠で、業務マニュアルの整備も重要となり、特にベテラン職員は長年の経験から頭の中にのみマニュアルがあり、可視化できていないケースも多くあります。これを可視化することは職員教育においてもとても大切なことになってきます。

　今回の事例では、まず業務のマネジメントと人間関係の修復（コミュニケーション）が必要ではないでしょうか。部長、副部長が業務を把握し、3人の社会福祉士に業務を振り分け、実行、報告とチェック、いわゆるPDCAサイクルを回すことが必要になってきます。主任の社会福祉士の業務整理（把握）をしなければなりません。本人にヒアリングと業務内容の提出を求めてください。本人も客観的に自分の業務を洗い出すことにより整理ができることもあります。こういったことは社会福祉士3名で業務をやっている状態ではなかなか進めることができず、致命的な状況になって初めてわかってくることも多いでしょう。第3者が介入しないと整理できないことも多いので本事例では部長・副部長の役割なのだと思います。退職を申し出た2名とはじっくりと話し合いをして、本人たちにとってより良い職場環境あるいはステップアップができる体制構築のため法人として最大限のフォローを進めていかなければいけません。

3　連携室編　社会福祉士の信念の違い

　信念対立。最近、医療の中で語られる造語です。「信念：かたく信じて疑わない心。自信の念」の「対立：反対の立場にある者が互いに譲らないこと。また、同等の地位で二つの事柄が対をなして両極から向かいあっていること。（精選版 日本国語大辞典）」看護師と薬剤師、理学療法士と作業療法士などさまざまな「信念対立」によって病院の運営、ひいては経営まで脅かすことがあります。医師と経営層なども「患者を診るのは俺たちだ」という捨て台詞まで散りばめられた信念対立は実は一番病院経営において重要で厄介な視点であり、これを克服できる病院が優秀な病院の一つといえるかもしれません。

　現代の宗教戦争の一種ともいえるのですが、タチが悪いことに、どちらも「よかれ」と思っていることが相手にとっては「うれしくないこと」だと認識することができない「感情の衝突」になります。身近な例では夫婦ゲンカもそうかもしれません。ですが夫婦ゲンカであれば、一つの家庭が壊れるところまでですが、病院における信念対立は経営を揺るがすような大問題になります。いわば「感情の衝突」をどう建て直し、同じ方向同じベクトルに専門家集団を向かわせるのかが、病院経営のターニングポイントだと思います。

【事例紹介】Ｏ病院：特殊疾患病棟58床

　社会福祉士のＡは大学を卒業し社会福祉士の資格を所有していたが、新卒で採用された老人施設で1年あまり介護スタッフとして現場で勤務し、その後当院で初の地域連携室の社会福祉士として応募し採用された。

　Aはやっと自分が本来の職種での仕事ができることに、喜びと誇りと経験がないのに採用してくれた病院に対して恩義を感じていた。だから事務長や院長から繰り出されるさまざまな難問も持ち前の粘りと明るい性格で解決し、周囲のスタッフや医師からも愛されて信頼関係をあっというまに構築し、病床稼働率も常に95％以上を維持するなど新卒2年目とは思えないほどの活躍をしていた。

　小さい病院の少ない病床なので一人の患者の増減で大きく情勢が変わってくることから常に活発に仕事に取り組んでいた。ともすると若さからか少し自己中心的な言動もあったが、事務長が細かく指導をして社会人としての姿勢も育まれ、院内で頼りにされるスタッフになり翌年に主任に昇格し頑張っていた。そもそもこの病床を埋めるためには、他病院からの紹介がほとんどであることから、大学病院や近くの急性期病院の連携のためにも、積極的にカンファレンスなどにも出かけ、かなりの信頼関係を構築していた。そんな彼女だったが良縁もあり、入職後2年目に結婚しその後妊娠。病院は彼女の活躍から社会福祉士の重要性に気がつき、早速、新卒の社会福祉士Bの採用を決定し、A主任の不在を埋めてさらなる患者増を期待した。主任Aは、Bに一通りの引継ぎを行った。自身が不在になるが事務長がいるから大丈夫だろうと考えて産休・育休に入っていった。

　しかしながら、主任Aの活躍を見ていた病院の幹部は「Bについて社会福祉士だから大丈夫だろう」と思い込んでいたので、それを重要視せず、理解のあった事務長も病院の経営状態が好転したのを見届け、他院へ転職をしてしまった。その後、育児休暇を早々に切り上げ復職したA主任はいきなり院長から呼び出された。院長から「実は、病床稼働率が60％程度と低迷している。君が産休に入る前の当時の稼働率に戻せないか」との話だった。偶然、同じ法人内で運営し

ている健康管理センターの収益が好調で経営をいきなり追い込むようなことはないが、なぜこんなに減ってしまったのか。

新しく着任していた事務長に自分が休んでいる間に何があったか問い正した。この事務長は病院業界の経験がない企業出身の壮年の事務長だった。事務長は「新しく採用したＢが積極的に転院を受けないので入院が減っている。何かいえば入院適用やさまざまな理屈で滔々と言い返されてしまって話にならない」とつぶやくように説明するだけだった。早速、Ｂに声をかけた。まだあまり言葉を交わしたことのない部下でもあり、現状認識を合わせておきたいと思ったからだ。ところが話題が稼働率の話になると、Ｂは表情が急変し社会正義を前面に出して、「経営を意識して入院適用を柔軟にしたりすることは社会悪だ」と主張をして怯まない。まさに自分の中に宗教哲学が別にあるような信念ともいえる口調だ。これでは新しい事務長では抑えきれない。

　だが自分自身は、まだ子どもが小さいのでこれまでのように仕事ができないし、第二子も夫婦で計画をしているので、ここで強く言ってＢに辞められても困る。頼りにしていた事務長もいないし、主任Ａは悲しい気持ちで一杯だった。

【解説】

　現在では特殊疾患病棟の入院患者の適用は狭められていますが、当時はまだ解釈は広く積極的に受け入れることで高稼働率を確保していたような病院です。

　これと同じように診療報酬制度をどう解釈するかで入院適用も大きく変わり、稼働率に大きく影響するような例は他にもあります。しかし実際に自宅にも戻れない、急性期の病院でも診ることのできない、施設も引く受けられないといった制度のエアポケットのようなことは現実に存在します。人間が作る制度である以上、すべてを網羅できませんから、診療報酬制度の行間を読み切る力が必要です。

　さて、主任Aも診療報酬の行間を読みながら社会的意義を感じて取り組んでいたのですが、後任のBは若さやもともとの性格からか院長や事務長から杓子定規に「稼働率を上げてほしい、受け入れてほしい」といわれることで心を閉ざしてしまい、ますます精鋭化してしまったものと考えられます。

　寓話「北風と太陽」を彷彿とさせる話です。旅人のコートを脱がそうと北風が風を強くすればするほど旅人は固くなってコートを脱ごうとしません。こういった事例は、現実にたくさんあります。似たような事例としてケアマネジャーが杓子定規に介護報酬を解釈して稼働が下がるという例も聞く話です。まさに信念によって首を絞められるような制度的な矛盾や受け手側の萎縮した解釈で本来の趣旨から離れた運用がされてしまう場合があるのです。これは実は行政側の担当者の認識によっても抑制的になる場合があり、顧客（住民）視点がなされず、その担当者の独自解釈を押し付けられることもあり実に「お気持ち」の世界であるというのも事実です。

　今回は現実的に経営に負荷がかかっており、幸いに他に利益を生み出す手段があるからこの法人はトータルとして経営破綻を今すぐに起こすわけ

ではありませんが、将来のリスクを抱える状態であることは想像ができます。この「信念」というものは組織も制度も崩壊させる強さを持っています。たしかに人間だけが「主義主張」で戦争などに命を賭けることができる希有で高等な知能を持った生き物だとはいえます。しかし医療者が個人の「信念」で物事を判断することで地域の医療が逼迫するようなことや住民が不利益を被ることは馬鹿げています。大事なことは「全体最適の視点」です。言い換えれば「信念対立」は「部分最適」だといえるかも知れません。

　具体的にBさんにはA主任が共感を示すところからスタートします。人間は受け入れられないと思うと偏狭になり他者の意見から耳と心を閉ざします。「新卒なのに誰もちゃんと指導する人がいなかった、不安だっただろうね」とまず受け入れることからスタートし、その後、相手が心を開き聞く耳が出てきたところで（心が浮いた段階で）、物事には視る角度によって見え方が異なるという多角的視点を理解させ、偏狭から寛容のスタンスに導く必要があります（浮いた心を打ち込む）。心が動かないと身体も動かないからです。

　周りはこれ以上Bさんを追い込まなようにして、窓口をAさん一人にしてそっとしておきましょう。寛容のスタンスが出てきた段階で「事例」を通して指導していきます。この時も「こうだから、こう」というマニュアル的に指導するのではなく「もしかして自分が間違っていたんじゃないか」と気づかせるように少しずつリードしていきます。ここがポイントです。気づきがあると人間は急速に変化していきます。最後に自分のズレに気づいたことの発言があるまで少し気長に待ちますし、いいやすい雰囲気を作ってあげましょう。繰り返しですが、追い込まないことです。最終的に自分の誤りを口から出させてこれで完了です。人間は心で思って、口から出して、そして行動になる生き物だからです。

　少しまどろっこしいと思うかも知れませんが、慌てれば慌てるほど時間がかかります。キーワードは「急がば回れ」です。有為な人材を活用するためには少しだけ相手の背丈まで降りてあげて、そして理解に応じて引き上げる。この育成フレームが重要です。

2-6　その他の課編　その他の課とは？

　医療法人では、一人区の人員配置ができない部署はほとんどが弱点となってしまいますが、多くの中小医療機関では、現実的にそのようなケースも多いのではないでしょうか？課として存在している病院ではこのようなトラブルがあるのだろうと各々の特有の問題としてみていきたいと思います。

1　用度課編　医師に対して萎縮してしまう購買課長

　周りの職員からは「外部の業者とそんなに何を話しているのだろう」と不思議に思われることもある購買課。販売代理店だけでなく、院内の医療現場とのつながりも重要で、看護師長や診療部長との関係性をしっかり築ける職員がいる購買課は、事務長からの信頼も厚くなっているでしょう。

　一方で、他の病院事務とのつながりは薄く、医事や総務など他の事務部署とは系統が異なるため、事務職の中でも専門的な職種に見えがちです。「購買課にだけは配属されたくない」と思っている事務職も多いのではないでしょうか？また、業者とあまりに仲がよかったり、長年購買課に所属したりすると、「業者と癒着しているのでは」などの変な噂が出てしまうこともあります。

　このようになんだか孤立しがちな購買課ですが、現場と経営陣、そして卸業者との間での立ち回り次第では、他の事務系の部署にはない経営インパクトを与えることも可能です。本事例では、コスト削減に向けた院内調整について検討します。

【事例紹介】P 病院：350 床の急性期病院、購買課長 48 歳男性、部
　　　　　下 2 人

　地方中心都市郊外に立地している P 病院は、循環器内科と整形外
科が強みで、医療材料の購入金額が大きい。購買課長は前職での購買
課の経験を買われ、8 年前に購買課長として入職。以来、ずっと同じ
役職に就いている。

　日々の主な業務は院内物流の管理・発注で、その他新規製品の採用
や医療機器の見積もり、修理対応の窓口業務なども行う。購買専任の
ようなポジションのため、各病棟の看護師・医師など医療現場で顔が
広く、購買の経験がない事務長からは、業者や現場とのやり取りをほ
とんど任せられていた。

　取引先として、循環器内科はカテーテル実施時に頻繁に立ち合って
くれる B 代理店、整形材料は医師からの信頼が高い C 代理店、その
他一般医療材料を納品する数社とやりとりしている。日ごろから代理
店には強めの態度で接するようにしており、見積もりが提示されても
すぐには受け取らず、何度も再見積もりを出させている。時には代理
店の担当者に対して怒鳴ってしまうこともあった。

　先日、コンサルティング会社からある診療材料のベンチマークシス
テム（他病院との納入価格の比較）の紹介を受けて、購買課長は驚愕
した。会話の中で、複数の製品についてこれまで標準よりも高い金額
で購入していたことが判明したのだ。すぐに代理店の担当者を呼び出
し、大声で価格を下げるように迫ったが、さまざまな理由ではぐらか
されてしまう。仕方なく「代理店を変える」といった言葉まで発して
みたが、それでも価格は下げられないようだ。

　しかもその後、循環器の医師から個別に呼び出され、「業者をいじめるような言葉はやめなさい。当院の世間からの印象が悪くなる」と注意を受けてしまった。

　「購買担当として『少しでも安く購入できるのが当院のため』と考えてのことなのに、なぜ悪者のように注意されないといけないのか」――。購買課長は、理不尽さを感じ、悲しくなった。

【解説】

　今回の事例のように、医師が業者寄りの立場につくことは珍しくありません。購買課長は、業者に対して強い態度で価格交渉をしていましたが、医師は日ごろの手技中の立ち合いなどを通して業者と良好な関係を築いてきたようです。

　医師からすると「安く納品してくれる業者」よりも、「新しい製品を紹介してくれて、その製品について詳しい業者」と付き合いたい気持ちが強いのは当然なのかもしれません。そのような医師に「購買担当の役割をわかってほしい」と訴えても、ましてや「あの医師は業者とべたべただから……」と周囲に愚痴ったとしても、納品価格を下げることにはつながらないでしょう。その医師と自身の関係性が益々悪くなることもあり得ます。

　それでは、この購買課長はどのように価格交渉を進めればよかったのでしょうか？まずは、院内の利害関係、力関係を整理してみましょう。材料を使う人、製品の採用や使用頻度に大きく影響を与える人は誰でしょうか。

　今回の場合は、医師ですね。それでは医師が「この人の指示は聞かなければならない」と考える人は誰か。診療部長・院長です。さらにいうと、院長は理事長の指示に従うはずです。（そうでない医師も多いですが、少

なからず建前上はこのルールに従っていると思います）。

　つまり、購買課長としては、理事長・院長から「製品の購買価格を下げる」という"勅命"を、院内にオープンな形で出してもらうことが重要なのです。その「大義名分」を示した上で、医師や業者へは「私も現場のことや、いつもサポート頂いている業者さんの立場を考えると心苦しいのですが……」といったスタンスで対応していきます。

　至極普通のことを書いているようですが、さまざまな病院を訪問していると、購買担当者自身の考え・主張を前面に出してしまって、医師や看護師など現場の反発を受けているケースは珍しくありません。それよりも、院内ではそれなりの"タヌキ"でいて、不要な衝突を避けたほうが仕事はスムーズに進められるはずです（これは事務長にもいえることですが）。

　これまで正面突破で物事を進めてきた方々にとっては、もしかしたらちょっとずるい手法に映るかもしれません。しかし、価格交渉は購買課長の重要な使命です。病院の経営に貢献することができれば、職員数の増加や、最新の医療機器の導入が叶う可能性もあります。つまり、価格交渉をきちんと進めることは、現場の医師や看護師にも大きな意味があるのです。

　現場はどうしても目先の利益にとらわれがちですが、購買課の職員は「病院の将来の利益にもつながっている仕事」という自負を持ち、日ごろの業務を進めていただきたいと思います。

2　医師事務作業補助編　医事課と医師事務作業補助者の対立

　2024年に医師の働き方改革が始まる中、厚生労働省は診療報酬において
もタスクシフトが重点項目として取り上げられてきています。事務への
タスクシフトの中心となってくるのは医師事務作業補助者であり、2008
年に診療報酬に創設されて以来、注目の職種となってきていますが、所帯
として年々大きくなってきていることから、院内での存在感も大きく変化
してきているのではないでしょうか？今回はそのような事例を取り上げた
いと思います。

**【事例紹介】Q病院：急性期と地域包括ケア病棟を有する150床の
ケアミックス病院、医師事務作業補助者5名**

　医師事務作業補助者はメディカルアシスタント課に属し、外来に配
置されている。施設基準は医師事務作業補助体制加算1（30対1）を
取得しており、Q病院はDPC対象病院でもあることから、「DPC導
入の影響評価に係わる調査」いわゆるデータ提出も必須である。
　今回、診療部長を兼任する副院長より、データ提出における「様式
1」の医師部分は医師事務作業補助者に入力してもらえないかという
依頼があった。メディカルアシスタント課長は「この人数で、できま
せんよ。そもそもDPCのことなのだから医事課がやればいいで
しょ」の一点張りで話にならない。副院長は仕方なく医事課長に相談
し、医事課長も同席しメディカルアシスタント課長に再度依頼するこ
ととした。
　話し合いの場でメディカルアシスタント課長は、「うちの課は5
人、医事課は倍の人数がいます。何故、私たちがやらなければならな

いのですか」。

　副院長は「各医師から、様式１の入力に時間をとられている。必要なデータは電子カルテに記載してあるので、事務にやってもらえないか」という意見が多く出ていることを説明した。

　メディカルアシスタント課長は、「先生、医師事務作業補助者は診療報酬で、やって良い業務としてはいけない業務が定められています。DPCコーディングに係わる業務もやってはいけない業務に含まれます。医事課には、そういったはっきりした基準がないので医事課でやってもらったらどうですか」とほほえんだ。

　医事課長は「さも医事課より医師事務作業補助者のほうが上位のような発言と態度だな…」と心の中でつぶやいた。

【解説】

　事例にもありますように、医師事務作業補助者は診療報酬に2008年に創設され、診療情報管理士に次ぐ、事務職の中で診療報酬点数が認められた職種となります。施設基準には医師の負担の軽減及び処遇の改善に対する体制を確保や32時間以上の研修などがあります。

　医師事務作業補助者がやってはいけない業務として、
・医師以外から指示された業務
・受付、窓口業務
・診療報酬の請求事務
・医療機関の運営・経営のために行うデータ収集
・看護業務の補助

・物品の運搬

　などがあり、DPC コーディングに係わる業務もこの中に含まれています。しかし様式１の入力はそれが直接コーディングに直結することはありません。おそらく電子カルテにおいてもコーディングに必要なデータと様式１（医師の入力が必要な部分）は入力画面も異なるのではないでしょうか。コーディングと様式１を混同するケースもありますので、注意が必要です。

　今回の事例で言えば、医師の指示を受けた医師事務作業補助者、医事課職員のいずれが行っても良いと思いますが、入力内容について医師の承認は必要となります。しかし、必要な研修を受けた医師事務作業補助者のほうがより適任であるのではないかと思います。本事例では、業務そのものというよりは、医師事務作業補助者の業務過多やマンパワー不足があるのかもしれません。さらに医事課との関係性にもいろいろとわだかまりがある可能性もあるでしょう。

　医師事務作業補助者の業務内容やタイムスケジュールを見直し、業務過多があるなら見直し、マンパワー不足があるなら補充を行うということになります。これは医師事務作業補助者を統括する所属長の業務であり、特に医事課とは連携する業務も多くあります。マンパワー不足も医事課の協力で解決できるかもしれません。必要に応じ、医事課長とも相談しながら進めてはどうでしょうか。

3　施設管理課編　施設管理課における使命

　おおよそ 200 床近い病院ですと 1、2 名の施設管理課を配置することは可能ですが、100 床未満の病院では現実的ではありません。しかし、病院は日々建物が劣化し修繕が必要ですし電気設備の劣化も同時に進行します。特に昨今では空調は待ったなしで速やかな復旧が最優先されています。縁の下の力持ちとでもいうべき施設管理課は普段は脚光を浴びませんがなくてはならない部署でもあります。

> 【事例紹介】R 病院：150 床のケアミックス病院、施設課長 62 歳男性、部下 75 歳嘱託 1 人
>
> 　開設 40 年を超える地域密着の R 病院。課長本人も創立以来勤務している。病院は RC 造 5 階建。最近は建物、とくに配管関係の修繕が増え、院内の至る所で水漏れやガタつきが起こっている。先日も検査室上層階のトイレで排水が漏れ、もう少しで機器が浸水するところだった。建物自身も当時は気鋭の建築家に依頼しモダンな建物だったが、建築会社も病院建築に不慣れで、当初からさまざまな問題を抱えていたが、施設課長は何とか工夫をしながら乗り切ってきたのだった。自分自身も新しいことに挑戦し、CAD を学び自分で図面を起こして、施設基準の申請などにも協力していた。
>
> 　しかし自身も高齢になり、今後のことを考えて数年前に採用した 30 代の男性は仕事が面白くないと辞めてしまった。その後に採用した 40 代の男性も、女性スタッフをバカにするような態度が目に余ると聞いていた。ある日、看護師から「電動ベッドのリモコンが壊れたので修理してください」と声をかけられていたのを目撃したが、ムッ

とした表情をしながら聞く耳を持たない。課長は思わず「事務所から代替え品を持ってくるから待っていて」と看護師に声をかけて小走りに取りに走る始末。彼も残念ながら退職することとなってしまった。古くからの部下も最近は年齢からか身体の不調を訴え休みがちになっている。

　だが当院は恵まれている。当院規模の病院で施設管理を単独で行う部署を持っている病院は少ない。多くの病院では総務課が兼務であまり知識や経験がないことから、ずいぶん高い見積もりや不要な工事までしているとも聞く。やはり新人を一人前にするには10年かかるのでもう自分も限界だ。課長自身が退職しても困らないように、図面の残っていない配管図や院内LAN配線など、CADを駆使して図面に起こして備えているが、やはり実際に理解をするには年数がかかる。

　修繕が増え、老朽化が著しい病院を見ていると、あらためて建て替えの必要性を痛感している。だが人が育っていない状態で建て替えをして最初の数年はよいがその後、修繕が必要になったときに対応できる職員がいなくなっていることを考えると深い憂慮をしているのであった。

【解説】
　施設管理の仕事は院内の冷暖房機器の管理、電気ガス水道のメンテナンス、建物修繕の業者管理、院内の各種配管の管理や、近年ではBCPを含めて停電時に活躍する自家発装置の管理、厨房機器の修繕管理など業務は幅広く、すべてが病院を正常に機能させるために、なくてはならないことばかりです。ですが、多くの中小病院は施設管理部門に人員や予算を割くことができません。病床数がさらに少ない病院は自前で施設管理者を配置

するどころか、育成して次の世代ができるようにすることはほぼ不可能です。こういう場合、他に付随する介護系施設や複数の病院を持っているグループ法人はそういった余力があります。

　本事例の施設課長として選択肢は２つあるといえます。１つは総務課に工務店や電気設備工事などの経験者を雇用してもらい、通常の事務をしながら兼務で行う。中小病院では一言に総務課といっても何に強い総務課であるのかというのも採用時の検討の１つになってきます。交渉に強い方は購買、パソコンに強い方は情報システム、建物関係に強い方は設備といった具合に経理・人事・総務まわり以外に強い領域を持っている方は中小病院ではとても重宝されます。

　そして、もう１つの方法としてアパート経営のように建物の管理をすべて外注にしてしまうという方法です。課長が在職している間に引き継ぎを行っていきます。相手はプロですから早く引き継ぐことが期待できます。またこういった施設管理の切り換えは建替えのタイミングで検討するのが良いでしょう。つまり古い建物の構造や特徴を熟知しているから施設課長も十分に対応ですが、これが建て替えによりすべてがリセットされるとベテランの課長であっても、おいそれと過去の経験が活かされるわけではありません。プロフェッショナルの人員が育っていない病院では、その人員配置について見直しのできる良いタイミングが建替えということになってきます。

3章
事例でまなぶ病院経営
赤字体質からの脱却

　多くの医療機関が赤字に陥っている昨今、病院経営はかじ取りが難しい時代となっています。健全経営を続けるためにはどのような点に留意していく必要があるのでしょうか。本章では、事例とともに医療機関の赤字経営になりやすいポイントと、解決策について解説していきます。

3-1　裾野の広い事業展開で黒字化を目指す

　法人のトップは医師であることがほとんどであり、法人の売上の中で最も大きいのはやはり病院であることが多いと思います。そうするとどうしても病院でどうやって経営改善を行っていくのか、どうやって利益をだしていくのかにばかり固執してしまう医師も多いように思います。本事例では、これからの病院経営の本質的な考え方について検討していきたいと思います。

> 【事例紹介】S病院：ケアミックス55床（急性期一般28床、回復期27床）、手術室1室脳血管領域を中心とした地域密着型の病院、常勤医師4名、二次救急

　S病院でこれまで脳梗塞・くも膜下出血など救急症例については、常勤医師で対応を行っており、脳腫瘍の開頭手術、脳血管内治療など予定手術については、患者に応じて大学病院から医師がきて対応しているが、症例数は少なかった。院長含めて医師達は「地域の脳血管領域の急性期医療を支えているのは自分達だ」という自負をもっている。これまでは黒字経営を展開できていたが、一昨年に自院の5キロ圏内に三次救急を行っている公的病院が移転してきた。それ以来、救急入院症例が目に見えるように減少、コロナ禍による影響もあって昨年はとうとう赤字となってしまった。

　院長が救急隊員に営業訪問をするものの、救急隊員からはお茶を濁したような返答しか返ってこない。救急症例が今後増えることは期待できないように思えた。「このままでは今後慢性的な赤字体質となってしまう」と危機感は募る。

　幹部メンバー間では「今後、急性期医療を継続していくことは難しい」「中途半端な医療で今後のビジョンがない」といった意見が飛び交い、とある医師からは「急性期領域を辞めるのであれば、退職も考える」という声まで出てきた。

　院長は「脳血管領域での急性期医療にこだわって経営していくことは難しい。抜本的な経営方針の見直しが必要ではないか」と考え始めている。

【解説】

　病院単体での経営状況は年々厳しいものになってきています。特に中小の急性期病院であれば、その傾向はより顕著です。現在の診療報酬体系が、出来高病院には不利なものになっていることに加え、DPC病院であっ

ても規模の大きい高度急性期病院でなければ、病院全体に配布される機能評価係数等が高いポイントはとれない仕組みとなっているからです。

　さらに小規模なほど、人件費や設備機材などの固定費が相対的に高くなるので、中小病院が厳しい経営環境になってしまうのは、構造的に仕方がない部分もあります。

　これからの病院経営にとって重要な考え方は、「一人の患者に対して入院から在宅・介護までのサービスを提供していける、裾野の広い事業展開」です。健診センター、急性期から転院させる回復期・療養期、さらに老人ホームや訪問診療、介護事業、訪問看護など、経営の幅を広げて、法人全体として利益を上げていくことが大切です。他法人からの事業買収も一つの手といえるでしょう。このとき、S病院のような急性期からの撤退という選択肢については、患者の流れをふまえて検討する必要があります。経営状態が悪いからと基幹となる急性期医療を閉ざすことは、法人全体の崩壊にもつながりかねないからです。

　規模の経済を働かせることができれば、病院単体では難しくても、法人全体では黒字化しやすくなります。例えば、「在宅診療が当院のバックベッドであり、収益の要となっていく」「病院は在宅診療を集めるための宣伝であり、緊急時の入院先としての意味合いが強い」とまで言い切れるほどの明確な変革が必要になってくるかもしれません。この場合、職員の意識改革をどのように進めていくかも課題になります。特に「地域の急性期医療を支えてきた」という自負がある医師たちからの理解を得るのは難しい一方ですが、必要不可欠な事項です。医師は職員への影響力が大きいだけに、病院のビジョンをしっかりと伝えないまま法人の方向性を変えていくと、医師発信で職員全体に法人のネガティブな印象が広がってしまうなど、悩みの種となってしまうかもしれません。急性期病院とバックベッド、それぞれの役割について、職員と膝を突き合わせて伝えていくことが

大切です。

　また、こういった場合、サービス同士の連携ができていることが前提となります。連携を深め、患者の流れだけでなく人員の活用や共有、コスト削減活動を積極的に行うことも忘れてはいけません。

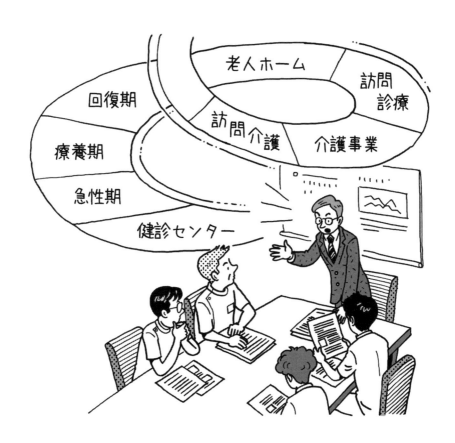

3-2　手術実施の病院ができる経営改善戦略とは

　手術を実施していない病院での経営戦略は、とにかく稼働率を高めることや加算項目を取り残さないこと、そしてコスト削減といったことに限定されますが、手術室を持っている病院ではどのような疾患（手術）をしていくか？という点を法人として考える必要があります。本事例では、中小病院がどのような手術を実施していけばよいのかについて考えるポイントをみていきたいと思います。

【事例紹介】Ｔ病院：急性期一般44床（内ICU4床）の循環器専門病院、常勤医師数は20人（循環器内科９名、血管外科９名、麻酔科２名）、三次救急、心リハⅠ（リハスタッフは８名）、

　循環器センターという形で外科手術とカテーテル治療に力をいれ、最盛期には地域での圧倒的な症例数を担ってきたが、名物医師の引退・退職により、地域のクリニックからの患者紹介が減り、手術症例も激減してしまった。ベッドを埋めるために手術を実施しない患者も受け入れるようになったが、それでも病棟稼働率は70％まで落ちてしまい、入院単価も低迷している。連携室はほとんど機能しておらず、入退院調整に終始している。

　医師たちはプライドが高く、心臓以外に診療領域を広げることに協力的でないため、クリニックへの営業等に協力を仰ぐことはできない。さらに医療機器や診療材料についても、医師たちが望む最先端のものを購入し、使っている状態。医師数に関しては最盛期の人員体制

が維持されており、何をしているかわからないような医師も多数みられる。その結果、数年前から赤字経営へと転落し、銀行からの借入額も膨れ上がってしまった。メインバンクからは「心疾患領域だけでこれ以上症例数を増やすことは難しい。今後どういった疾患に力を入れていくのか、一から考え直してほしい」と抜本的な経営体質の改善を求められている。

【解説】

　T病院は課題の多い病院です。集患、高コスト、多すぎる医師……。そもそも医師を尊重するがあまり、経営改善に取り組めていないことが一番問題のように思います。どのような改善策を検討していたとしても、医師たちの協力は必須条件となってくるので、医師のマネージメントが一番の課題であるというのはいうまでもありません。ただ、改善策の選択肢が多ければ、医師たちをその選択肢にうまく誘導していける可能性があります。おそらくこれまでも「ベッドを埋めてください」「営業に行ってください」「医療材料のコスト削減に協力してください」といった言葉は何度も伝えてきていることでしょう。ここではそれ以外にどんな選択肢があるのか、という視点で、改めて、病院経営を黒字化するための考え方について整理していきます。

　まずは、病院収益の内訳を整理してみましょう。医業収益は入院収益と外来収益に分けられますが、病院ではその大半を占める入院収益をどのように増やすのかが重要です。

　医業収益＝入院収益＋外来収益

　入院収益＝入院単価 × 病床数 × ベッド稼働率

入院単価＝（手術収入＋病棟収入）/ 在院日数

入院収益は入院単価×病床数×ベッド稼働率で表すことができますが、病床数やベッド稼働率は上限がありますから、入院単価をいかに向上させるかがキモになります。

T 病院のように手術を実施している病院では、入院単価は（手術収入 + 病棟収入）/ 在院日数で表せますが、病棟収入（入院基本料や差額ベッド代）も増やすには限度がありますから、方法としては「高い手術収入を得る」「在院日数を短くする」のいずれかになってきます。

ベッド稼働率の向上と在院日数の短縮は相反するように見えますが、ベッド稼働率を上限で維持しながら患者の回転を速めて、病院全体の平均在院日数を短縮することが大切です。つまり、手術を実施している中小病院の取れる戦略としては、以下の二つになります。

①手術単価が高く、在院日数が長すぎない疾患に注力する
②手術単価が低すぎず、在院日数が極端に短い疾患を増やす

①の「単価の高い手術」については、対象はかなり限られます。

なぜなら中小病院で実施できる手術単価の高い手術が限られており、単価が高い手術であったとしても在院日数が長くなってしまう疾患が多いからです。心疾患や脳疾患の外科的治療、あるいはカテーテル治療など、かなり限定されてくるのではないでしょうか。T 病院では、かつてはこれらの症例が多く集まっていたので、経営状態が良かったのだと思います。心臓領域の手術は総じて単価が高いので、増やせるに越したことはありませんが、現在の T 病院ではそれは難しくなっているようです。

②の「手術単価が低すぎず、在院日数が極端に短い疾患」としては、多くの選択肢があります。日帰り入院を代表とするような手術は、眼科手術、内視鏡手術、下肢静脈瘤など多様です。Ｔ病院では、①の疾患だけで患者が埋まらないのであれば、②のような症例を多く集めることも検討せざるをえないでしょう。しかし、このような疾患は手術を実施している医療機関も多く、競争も激しくなります。在院日数が短いということは、圧倒的な患者数の確保が必要なので、それだけの患者を誘引できるような、他病院にはない魅力を創出・発信できる取り組みを実施しなければいけません。

そのほかの考え方として、単価向上だけではなく、低コスト化を進める方法もあります。高コスト・高収入体質から低コスト・低収入へと事業転換することで事業利益を出していくのです。例えば、看護師の数を減らして、単価の低い入院基本料に移行する、急性期病床から地域包括ケア病床へ病床機能を変換する、などの方法があります。しかしながら、これまでと大きく異なる事業形態への転換は、職員の離職を誘発するリスクがあります。また、これまで使ってきた設備・医療機器も有効利用できなくなってしまいます。経営者にとっては、難しい判断が迫られるでしょう。

3-3 医療材料の価格決定権の話

　病院の利益を増やすには、収入を増やすかコストを抑えるかの２択しか
ありません。しかし収入を短期的に上げるのは簡単ではないため、経営者
は日々「コストをどう抑えるか」ということに頭を抱えています。

　コストの中で一番比率が大きい人件費は、医療業界では収入を生み出す
ための原資ですので容易に手は出せません。このため、多くの医療機関
は、その次に比率が大きい「医材・薬剤費」を削減できないかと考えるの
です。今回は、その中でも医療材料費にフォーカスを当て、販売元・代理
店・病院・実際に使う人（医師、看護師）の関係性（利害関係）を整理し
た上で、コスト削減がなかなか進まない理由とその対処法を考えていきま
す。

　【事例紹介】U 病院：一般急性期 149 床

　用度課の購買・物流管理業務担当は１名だが、人材がなかなか定着
しない。特にここ 10 年間は、２年ごとに担当者が代わっていて、業
務のノウハウが十分に引き継がれていないのが課題だ。過去には、担
当者が１カ月程度不在で、総務課長が兼任している時期もあった。と
はいえ、SPD（院内物流管理システム）を導入しており、週に３回の
納品と、営業担当者の定期的な訪問があるため、日々の基本的な物品
には困っていない。B 社の SPD を導入してから８年になるが、手術
材料・医療機器はほとんど B 社から購入している。営業担当者はと
ても人柄がよく、院内の多くの職員と関係性を築いているし、医師に
は新製品を積極的に紹介してくれているようだ。

　U病院には購買に関する検討委員会はない。医療機器などを購入する際は稟議書を作成し、経営会議での審議を経て決定している。現場から購入したい製品について声が挙がると、購買担当がB社に「競合はどんな製品があるのか」とヒアリングし、医師に確認した上で2製品の見積もりをとっている。そして、念のためほかの代理店にも同じ2社の製品について相見積もりを取っている。

　ある時、相見積もりを依頼中の医療機器について、購買担当者が販売元から直接製品の説明を聞く機会があった。そのやり取りの中で、B社の見積もりの販売金額にはかなり高額な手数料が上乗せされていることが発覚したのだ。驚いて販売元に「どうしてこのような状況になっているのか？なんとかならないか？」と尋ねると、「U病院様へは、B社様を通じて製品を卸させていただくことになっているので……」と濁した答えが返ってきた。いろいろ探ってみたところ、どうも当院は医療機器販売元の間で"B社病院"と揶揄されているようだ。

　今後も、B社分の高額な手数料が上乗せされた割高な価格で製品を購入し続けるのは避けたい。だが、これまで相見積もりでほかの代理店がB社よりも安い価格を示してきたことは一度もなかった。「ほかの代理店を使ったとしても、価格は結局下がらないかもしれない」「適正な価格で製品を購入するにはどうすればいいのだろうか」——。購買・物流管理業務担当者は頭を抱えてしまった。

【解説】

　医療機器は、販売元（メーカー）から代理店を通じて病院に納品されます。多くの医療機関での購入プロセスは、以下のような流れでしょう。

　・実際にその製品を使う現場の医師・看護師の意見もふまえて、製品・予算を検討
　・製品が決まったら、各代理店に相見積もりをとる
　・病院の経営会議や購買委員会での審議
　・購入

　コスト削減には製品選びも重要です。類似の機能を持つ複数の製品がある場合、まずどの製品を購入するかを選ぶ必要がありますが、第一関門となるのは、その製品の使用者です。医師や看護師が高価格の製品を選ぶか、低価格の製品を選ぶかで、コストは大きく変わってきます。

　購買担当者は「医師や看護師はコスト削減に表面的には協力してくれているが、強く進めてはくれない」と感じることが多いのではないでしょうか？　使用者の立場では「値段を優先すると、使用できるものが限られてしまう」「好きな製品・慣れた製品のほうがいい」と考えがちです。製品選定の際に現場に意見を尋ねると、事務方が想定していた価格帯以上の製品を推してくることもあります。

　コスト削減に院内の人間をどう巻き込んでいくかはとても重要で、うまくできれば効果も大きいのですが、本書では皆さんがつい忘れがちな、院外で起きていることについて考えていきたいと思います。

　さて、製品の選定は確かに一苦労です。しかし、製品が決まって、相見積もりをとり、経営会議や購買委員会で承認を得られさえすれば、本当に「適正な価格」で製品を購入できるのでしょうか？院内で進めていると思いがちな「製品の選択」や「価格の決定」ですが、実は院外でもさまざ

な利害関係が働いているのです。

・代理店の影響力が強いケース

　U病院では、代理店が医療機器の価格決定に大きく影響力を持っているようです。

　SPDから手術関係、医療機器まで、購買・物流管理の代理店を1社に絞ってしまうと、代理店同士の競争原理が働かないため、製品価格が高騰していくのは当然のことです。

　購買担当者は「別の代理店に相見積もりを取って、B社以上に安くなることは一度もなかった」と話していましたね。販売元はB社に配慮して、ほかの代理店にB社よりも低い価格を提示していないのでしょう。それは、販売元が「U病院の購買を一手に担っているB社と良好な関係を築かないと、この病院で販路を継続していくことは難しい」とわかっているからです。

　では、競争原理が働くようにするには、どうすればよいのか？　病院の購買・物流管理をB社に独占させないことです。

　例えばSPDを他社のシステムに入れ替える、手術材料は他代理店から購入する、医療機器は他代理店から購入する……など、さまざまなやり方があります。SPDについても、「他社への入れ替えを検討することもなく長年惰性で継続しているうちに、少しずつ利用料が高くなっていた」というのはよくある話です。他社へ切り替えた直後はB社が幅を利かせていた後遺症により、製品価格が現状より高くなる可能性もありますが、勇気をもって進めるしかありません。2〜3社から均等に納品されるようになってくると、競争原理が働き始めます。見積もりをとる場合も、ある製品はB社でとったとしても他社製品は他の代理店のみで見積もりをとるなどの工夫も必要でしょう。

U病院の場合、購買担当が定着しないため院内に購買のアンテナを張っている人がいないことも問題です。「競争原理が働いていない」という危機感が院内になかった、大きな要因だと思います。これまでの歴代担当者間で業務やノウハウの引継ぎ、危機意識の共有がされていれば、もっと早い段階でこの問題に気づき対応できていたかもしれません。一方で、購買担当と業者との癒着に発展するのを防ぐため、1人があまりに長く購買担当者を続けることも控えたほうがいいでしょう。

「業者との良好な関係性を保ちつつ、常に競争原理を働かせるにはどうすればいいのか」を常に考えられる組織でなければいけません。

・販売元の影響力が大きいケース

製品の販売元が、貴院の医療材料費に大きな影響を与えている可能性もあります。

冒頭でお話したように、製品選びにおいて「使用者」の意見は院内で重視される傾向にあります。だから販売元は、現場の医師に自社の製品を選んでもらえるよう直接アプローチしているのです。わかりやすい接待や金銭の譲受はできない時代になりましたが、それに代わる手法で医師との関係性を構築しようしています。

例えば、学会や地域勉強会での講師依頼です。医療機器の販売元が企画するランチョンセミナーや勉強会に医師を講師として招く場合、10万円単位の講師料が支払われることは珍しくありません。学会等なら販売元が会場までのアテンドもしますので、交通費や宿泊費も販売元が支払います。また、学会など大規模なものだと全国にチラシが配布されるため、医師にとっては知名度向上にもつながります。

医師が製品を選ぶ際、「この製品は使い勝手がよい」「この製品の臨床論文はよい成績だ」など、事務方にはわかりにくい理由を挙げてその製品以

外には選択の余地がないかのように話を進めようとする場合、ひょっとするとこのような事情が隠れているかもしれません。経営者は、自院の医師が発表する学会や勉強会のスポンサーにも目を光らせておきましょう。

　病院経営者が「無駄なコストはないか」「適切な製品を適正な価格で購入しているか」と考えるとき、取引先、ときには職員さえも疑わなければなりません。孤独でつらい立場ですが、それが病院の経営を支え職員の雇用を維持し地域の医療を守っていくことにつながります。胸を張って、製品の見直しやコスト削減に取り組んでいただきたいものです。

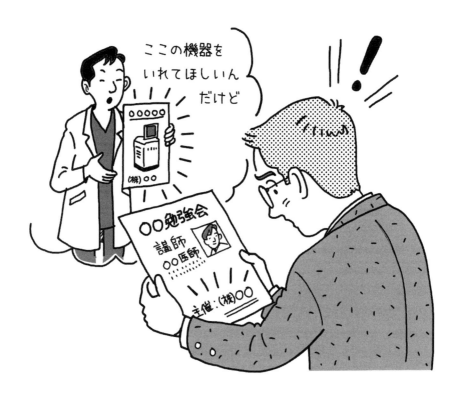

3-4　医療材料の院内の購入ルールの話

　皆さんの病院が医療機器を購入する際は、院内でどのようなステップを踏んでいますか？

　大規模病院では年度予算に則り、購買課が半年ほどかけて検討を進めることが一般的ですが、中小病院の場合は、「現場から要望が出るたびに判断している」ということも多いのではないでしょうか。

【事例紹介】V病院： ケアミックス78床（急性期一般38床、地域包括40床）、購買担当はおらず経理課担当が兼任

　V病院では、20万円以上のモノ・サービスを購入する際はすべて稟議書の作成が必要だ。医療材料・カーテン・部門システムの購入から、保守点検、清掃業者への業務委託に至るまで、事務長、看護部長、院長、理事長の承認を得なければならない。現状、毎月5件以上の稟議書が精査されている。

　医療機器の購入も例外ではなく、稟議書を作成している。さらに、現場が医療機器の購入を希望するなら、慣例としてまずは現場のスタッフがA代理店に見積もりを依頼することになっている。

その見積もり書が現場から経理課に提出された後、経理課からA代理店に競合製品の見積もりを依頼。さらに、A代理店から見積もりが出された全製品について、B代理店に相見積もりを取るという流れだ。

　2つの代理店からの見積書がそろったら、経理課がそれらを添付した稟議書を作成。事務長、看護部長、院長、理事長に回覧し、承認が

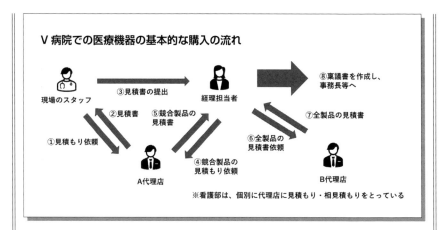

得られたら購入となる。ただし、看護部だけは経理課を通さずに自ら稟議書を作成し、看護部長の押印のうえで、事務長、院長、理事長へと稟議書を回覧している。

　しかし実態は、稟議の要となっているのは最初に押印する事務長のみ。事務長の承認を得た後はほとんどの稟議書がそのまま承認されていた。ところが、その事務長が数カ月前親の介護のために退職してしまった。それ以降、稟議書のルールは継続しているものの、実質的には誰も精査をしないまますべてのモノ・サービスの購入が承認されるようになった。その結果、これまで以上に、現場から高額な医療機器購入の要望が増え、経営を圧迫しつつある。

　しばらくして、医事課長が事務長代理に就いたが、これまで購入に関する精査を事務長に一任していたために、どう判断したらいいかわからないようだ。現場から次々と上がってくる要望も無下にできず、結局ほぼすべてを承認している状態は変わりそうにない。

【解説】

　Ｖ病院の一番の問題は、稟議書による承認が形骸化していることです。事務長の承認以降、ほとんどの稟議書が通ってしまうような運用は見直さなければなりません。事務長以外は稟議書に機械的に押印しているだけ。もしかしたら目も通していないかもしれません。これでは複数人での承認体制にしている意味がないですね。事務長が承認したものの中にも、院長・理事長としては疑問を持つべき事案、否決すべき事案が必ず含まれていたはずです。その精査を放棄するのは、経営者として失格だと心得てください。また、事務長が退職したことで実質的なチェック機能が働かなくなったということは、極めて属人的な運用だったといわざるをえません。Ｖ病院の場合は、これまで信用できる事務長がいたことで大きな問題は起きていなかったのでしょうが、この体制ではもし事務長が横領などをしていたとしても誰も気づきません。Ｖ病院はこれまでの反省を生かし、誰でも一定程度の精査が可能な運用、不祥事やトラブルなどが起きにくい／または起きたときに発見しやすい運用を考えていく必要があります。病院が赤字となってから、ルールを再検討しても遅いのです。すぐに着手できそうな点としては、一定の価格以上の製品・サービス購入の稟議については、経営会議での説明を必要とする。稟議書のフォーマットを修正し、作成者、承認者それぞれのチェック項目を設ける。などがいいでしょう。

　Ｖ病院ではＡ代理店から見積もりを取った後で、同じ製品についてＢ代理店にも見積もりを取ることが慣例となっているようですが、製品価格を下げるという目的においてはほとんど意味がありません。販売業者は、最初に見積もり依頼があった代理店に仕切り価格を提示します。その後は他の代理店から見積もり依頼が来たとしても、Ａ代理店以上に安い価格を提示することはほぼありません。

　２つの競合製品の見積もりを取りたい場合の正しい方法は、

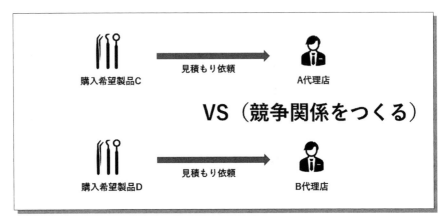

図7　正しい相見積もりの取り方

　A代理店に製品Cについて見積もりを依頼する

　同時にB代理店に、Cの競合となる製品Dの見積もりを依頼する

　ことです。A代理店―C製品、B代理店―D製品という競争関係を作ることで、製品価格を下げることが可能となります（図7）。

　院内に昔からあるルールや慣例は、長年見直されないまま運用が続いてしまいがちです。しかし、その中に、赤字経営への落とし穴が潜んでいるかもしれません。現時点では大きな問題が起きていなくても、「この運用は本当に適切なのか」という視点で精査してみてください。

　最後に、医療機器購入の際のアドバイスをもう一つ。保守費用も一緒に見積もりを取ることも忘れないでください。しっかり対応されている病院が多いかと思いますが、日ごろ病院訪問をさせていただく中で、たまに1年間の無料保守期間が終わった後、保守費用の見積もりを取られているケースを拝見します。このようなケースだと、販売元の言い値で保守契約を結ばざるをえません。保守対象製品を購入する際は、競争原理が働くうちに製品価格と共に保守費用の見積もりも依頼して、合計額をふまえて検討しましょう。

3-5　集患に関する話

　病院の集患・マーケティングという言葉を聞くと反応してしまう方は多いと思います。ですが、具体的に誰にどういったことをどのように実施していくのか？どれぐらいのタイムスパンでやっていくのかを明確に決めて管理している病院は少ないと思います。本事例では病院の集患・マーケティングについての考え方を検討していきたいと思います。

【事例紹介】W病院：ケアミックス199床（急性期一般159床、
　　　　　　　　地域包括40床）、二次救急、整形外科が強み

　「今日も病床はガラガラじゃないか！どうにかして患者を増やせ！」
　院長が運営会議の場で、職員たちに言い放った。しかし院長の剣幕とは裏腹に、職員たちは下を向いたまま反応しない。「いつものことだ」というように、この時間をやり過ごしている様子だ。
　以前は救急車を積極的に受け入れ、多くの手術をしてきたW病院だが、ここ数年はなぜか救急搬送が減ってしまい、代わりに軽度な骨折や他院からの急性期を脱した患者の受け入れが増えた。そのせいで病床稼働率は低迷し、手術件数も激減。赤字経営への一途を辿っている。
　集患の課題は今に始まったことではないのに、依然として幹部から職員に具体的な対策の指示はない。病院のホームページはここ数年更新されておらず、これまで行ってきた広告宣伝といえば、電柱や地域のショッピングモールに看板を出しているくらいのものだ。地域連携室はあるものの、紹介患者獲得のための他院への "営業活動" は皆無

で、職員は「地域包括病床の退院支援こそが、自分たちの仕事である」と信じている。地域の病院との関係づくりのためにしていることといえば、関係施設にお歳暮を贈っているくらいだろうか。

　職員からは「『病床を埋めろ』といわれても、うちはそもそも急性期をやるのか、回復期をやるのかもよくわからない状態なのに……」とため息交じりの声が聞こえてきた。

【解説】

　院長から「どうにかして患者を増やせ」といわれている W 病院。場当たり的に集患の取り組みをしても効果は限定的なので、まずは、病院経営のためにはどんな患者を増やすべきなのかを検討することが必要です。

　職員の声にもあるように、これからも急性期にこだわるのか、回復期やほかの機能への切り替えを検討するのか、という方針を定めないことには、集患対策も進めようがありません。方向性を定め、周知するのは経営層の役目です。

　急性期にこだわるなら、集患対策は手術症例を紹介してくれるクリニックとの関係性強化や救急隊へのアプローチが必要ですし、回復期で他院からの紹介を増やしたいということでしたら、急性期病院や在宅診療に力をいれている医療機関、さらには高齢者住宅、地域包括支援センターなどとの関係性を強化したほうがいいでしょう。

　集患対策で重要になるのが、マーケティングとそれをふまえた広報戦略です。マーケティングというと小難しく感じるかもしれませんが、課題（目的）は何か、その解決のために、「誰に対して」「何を」「どういった方法で」アプローチするかという点を押さえていただければと思います。具体的には、以下の図のような型を使って検討していきます（図8、9）。

患者の医療区分	課題（目的）	誰に対して	何を	どういった方法で
急性期	連携先のクリニックを増やしたい	・医師会 ・診療所	・属人的な関係性の強化 ・患者紹介に対するメリット	・院長の医師会への参加率を上げる ・自院の特徴をパンフレットにする ・相手が求めている事を明文化する
急性期	全国から患者を集めたい	・マスメディア ・各種学会	・制作会社との関係性構築 ・出版社との接点の構築 ・学会発表等の促進	・出演したいTV番組の制作会社への営業 ・病院情報のプレスリリース ・学会発表に対する促進
急性期	救急車の搬送数を増やしたい	消防隊	・患者搬送の関係性強化 ・送りやすさのヒアリング	定期的な情報交換
回復期	急性期病院からの受入れ患者を増やしたい	・連携先診療部長 ・連携先MSW	・患者紹介に対するメリット ・MSWとの小まめな情報共有	・連携先勉強会に参加 ・MSWとの懇親会の設定や面談の機会を増やす
回復期	在宅診療を行っている医療機関からの受入れを増やしたい	在宅系医療機関	・受入れ体制の柔軟性 ・関係性の強化 ・先方にとってのメリット	定期的な情報交換
回復期	高齢者住宅等からの受入患者を増やしたい	・高齢者住宅 ・地域包括支援センター	・受入れ体制の柔軟性 ・関係性の強化 ・先方にとってのメリット	定期的な情報交換
共通	地域から入院に繋がる外来患者を増やしたい	地域住民	広告・広報の検討	公開講座／地域看板／チラシ／ホームページの強化／オンライン広告・SNS／紙媒体での広告／イベント

図8　広報戦略（マーケティング）

どうやって（広義）	どうやって（詳細）	コスト（人件費以外）	効果（集患）	効果（認知・ブランディング）
公開講座	直接症状にでやすい疾患（白内障、整形疾患等）	ほぼ無償、場所代が数万円/1回	1回につき数名の誘因	中
	直接症状にでにくい疾患（がん、脳障害等）	ほぼ無償、場所代が数万円/1回	誘因は少ない	中
地域看板	電柱などへの看板	数万円/月	ほぼない	小
	立て看板、交通機関等への看板	数万円/月	月に数名の誘因	中
チラシ	新聞折り込みチラシ	数十万円/1回	数十名	大
	ポスティング	数十万円/1回	数十名	大
	院内での配布	ほぼ無償	数十名	中
・ホームページの強化 ・オンライン広告 ・SNS	ホームページの新設	HP開設:50万円〜100万円 SEO対策:数万円/月	数十名	中
	オンライン広告	10万円弱/月	数名	中
	Facebook	ほぼ無償	ほぼない	小
	ツイッター	ほぼ無償	ほぼない	小
紙媒体での広告	新聞広告	数十万円/1回	数名	中
	医療雑誌等への広告	50万円〜100万円/1回	数名	中
イベント	院内でのイベント	数万円/1回	数名	中
	地域でのイベント	数万円/1回	数名	大

図9　広報戦略具体例

　例えば「地域から入院に繋がる外来患者を増やしたい」ということでしたら、地域住民にアプローチする必要があるということが確認できました。

　次に、手法の具体的な検討に入ります。「どういった方法で」に書いた

手法について、それぞれのコストのほか、「集患」「認知・ブランディング」への効果をふまえ、比較検討してみましょう。以下は簡単な例です。効果については、実施レベルによっても変わりますし、測定が難しい面もあるため、あくまでも主観で記載しています。地域や施設によって効果は異なるので、ぜひ自病院に置き換えて考えてみてください。

　W病院のように、昔から掲載している電柱広告をずっと継続している病院も多いと思いますが、「効果がいまいちわからない」という声もよく聞きます。アナログ広告は、効果測定が難しく、掲載を取りやめた場合の影響が見えにくいことから、中止の判断が難しいのでしょう。しかし、今は表示回数やクリック数などで効果が測定できるネット広告もあります。集患の目的によっては、予算をかけずに院内にチラシを掲示するだけで高い効果を発揮する手法もあるかもしれません。

　職員で知恵を絞りながら、集患対策・広報を見直してみてはいかがでしょうか。また、マーケティングに基づく課題へのアプローチは、集患以外の経営課題にも有効です。

　職員の離職が課題なら、対策として「職員」に対する「病院の理念の浸透」「コミュニケーションの活性化」「帰属意識を育む取り組み」などが考えられますし、医師の採用が課題であれば、「医師紹介会社」や「大学医局」に対して「営業活動を強化する」というような考え方になります。

　自院の経営について漠然とした課題感を抱えていて、「何か対策をしなければ」と思っている場合は、まずは課題を整理し、「誰に対して」「何を」「どういった方法で」解決するのかを明確にした上で着実に取り組みを進めていきましょう。

執筆者紹介

加藤 隆之

事務長さぽーと株式会社　代表取締役
中小企業診断士　経営学修士（MBA）

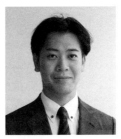

病院向け専門コンサルティング会社（グローバルヘルスコンサルティング）にて全国の急性期病院での経営改善に従事。その後、専門病院の立上げを行う医療法人に事務長として参画、院内運営体制の確立、病院ブランドの育成に貢献。M&A 仲介会社（日本 M&A センター上席研究員）を経て起業。現在は、病院・企業の経営支援の傍ら、アクティブに活躍する病院事務職の育成を目指して各種勉強会の企画・講演・執筆活動など行っている。

事務さぽ
HP お問
合せはこ
ちらまで

池田 幸一

医療法人　中津第一病院　管理部長

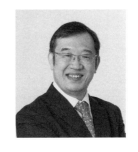

病院経営の専門家として、複数の医療機関・介護施設で法人役員、副院長、事務長などを歴任。その後、コンサルファームに転身し病院再生支援にも従事する。そういった中で、経営改善、人材育成などに携わり、自然と「プロ事務長」と呼ばれるようになる。現在は、病院事務長の傍ら複数の病院、介護施設の経営支援に関わるとともに、雑誌等の執筆・講演活動なども取り組んでいる。
問い合わせ先：koichi.ikeda@gmail.com

杉山 勝志

社会福祉法人聖母会　聖母病院　事務次長

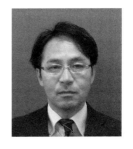

30 余年に渡り医事業務に従事し、DPC/PDPS や診療報酬改定、施設基準管理を取り仕切る。診療情報管理士や医療メディエーターの資格の他、2020 年度には「東京大学経営のできる大学病院幹部養成プログラム」も修了。現在は、事務次長としての勤務の傍ら、他医療機関のレセプト点検業務の他、各種団体の理事や幹事、さらには、雑誌等の執筆・講演活動も積極的に行っている。

事例でまなぶ病院経営　事務管理職のすゝめ

発　行　2022年12月15日　初版第1刷発行
著　者　加藤隆之、池田幸一、杉山勝志
発行人　渡部新太郎
発行所　株式会社日本医学出版
　　　　〒113-0033　東京都文京区本郷3-18-11　TYビル5F
電　話　03-5800-2350　FAX　03-5800-2351
イラスト　落合恵子
印刷所　モリモト印刷株式会社